中医经典必读丛书

田思胜◎总主编

松峰说疫

校注版

清·刘　奎◎著

刘　毅　田思胜◎校注

U0206171

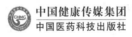

中国健康传媒集团

中国医药科技出版社

内容提要

《松峰说疫》，清代刘奎撰。本书分六卷，卷一述古，博采前人关于瘟疫的论述。卷二论治，包括总论十二条及瘟疫统治八法、瘟疫六经治法、瘟疫杂症治略等。卷三杂疫，广泛收集各种疫症，共七十二症。卷四辨疑，作者根据自己的心得体会对前人关于瘟疫的论述进行了辨析。卷五诸方，设避瘟方、除瘟方两类，载方一百二十余首。卷六运气，以《内经》"人与天地相参"理论为基础，分析瘟疫的发生规律。

图书在版编目（CIP）数据

松峰说疫：校注版/（清）刘奎著；刘毅，田思胜校注 . —北京：中国医药科技出版社，2024.6

（中医经典必读丛书／田思胜主编）

ISBN 978 – 7 – 5214 – 4635 – 7

Ⅰ. ①松… Ⅱ. ①刘… ②刘… ③田… Ⅲ. ①瘟疫论 – 中国 – 清代 Ⅳ. ①R254.3

中国国家版本馆 CIP 数据核字（2024）第 095834 号

美术编辑 陈君杞
版式设计 南博文化

出版 **中国健康传媒集团** | 中国医药科技出版社
地址 北京市海淀区文慧园北路甲 22 号
邮编 100082
电话 发行：010 – 62227427 邮购：010 – 62236938
网址 www. cmstp. com
规格 880 × 1230mm $\frac{1}{32}$
印张 8 $\frac{1}{4}$
字数 193 千字
版次 2024 年 6 月第 1 版
印次 2024 年 6 月第 1 次印刷
印刷 河北环京美印刷有限公司
经销 全国各地新华书店
书号 ISBN 978 – 7 – 5214 – 4635 – 7
定价 **29.00 元**

获取新书信息、投稿、为图书纠错，请扫码联系我们。

校注说明

　　《松峰说疫》，清代刘奎撰。刘奎，字文甫，自号松峰山人，山东诸城人，约生于雍正末年，卒于嘉庆初年。刘奎出身于官宦世家，幼年学习儒术，随其父亲南北宦游，晋接名贤，而博学多闻，且擅古文诗词。其父一生为官，并以医术见长，常于公务之余为人治病。刘奎幼年多病，受其父亲的影响，利用闲暇时光读了家藏的许多医书，心得体会颇深。后因仕途不顺，转而专心医学。著有《松峰说疫》《瘟疫论类编》《濯溪救急简方》《景岳全书节文》《四大家医粹》《松峰医话》等。前两种现有多种版本存世，后四种均未见刊行。

　　《松峰说疫》共分六卷，卷一述古，博采前人关于瘟疫的论述。卷二论治，首先是总论十二条，详细论述瘟疫名称的来历意义、立方用药、舍病治因。其次为瘟疫统治八法、瘟疫六经治法、瘟疫杂症治略，并设杂症、简方及应用药物三部分。卷三杂疫，是本书最为精彩的部分，广泛收集清代民间俗谚之各种疫症，共七十二症。作者说："其命名也，皆出自经史子集、名山石室，并良医口授。试之而历有奇效，方敢笔之于书。"这一部分在现存其他瘟疫著作中均未有如此详细的论述。卷四辨疑，作者根据自己的心得体会对前人关于瘟疫的论述进行了辨析。卷五诸方，设避瘟方、除瘟方两类，载方一百二十余首。其中有摘自前人之方，也有自定的新方。卷六运气，以《内经》"人与天地相参"理论为基础，分析瘟疫的发生规律。主要有"五运天时民病""六气天时民病""五运五郁天时民病"等内容。

《松峰说疫》继承了吴又可的学术思想，认为伤寒与瘟病是两种不同的疾病，其治法亦不相同。通过对"瘟疫"名义的论述，说明瘟疫是一种感温热之气而发的传染病。刘氏认为，凡某时某地人同患一种疾病，皆可称为疫。进而将疫症分为瘟疫、寒疫、杂疫三种，故本书称为"说疫"。刘氏师古而不泥古，他根据自己治疫的经验，提出"治疫最宜变通""治瘟疫慎用古方大寒之剂""能发瘟疫之汗者，莫过于浮萍"等，并创"瘟疫统治八法"。本书问世后，世人对其评价很高，不久就流传到日本。然而，由于受历史条件的限制，书中亦夹杂有少量的带有迷信色彩的内容。对此我们要认真辨别，不可执迷。

《松峰说疫》现有的版本有合刊本，有单行本。合刊本有三种：清嘉庆四年与道光二十六年三让堂，及咸丰五年敦厚堂和咸丰十年近文堂的《瘟疫论类编》《松峰说疫》合刊本；清道光二十六年与一九二三年千顷堂书局的《说疫全书》本；清道光二十六年广安九皇宫与光绪十七年善成堂的《疫痧二症合编》本。单行本有清嘉庆四年本衙刊本及几种年代未详的清刻本。其中以清嘉庆四年的本衙刊本最好。本次整理即以清嘉庆四年本衙刊本为底本，以影印上海中医学院本衙本、清道光二十六年三让堂本、一九二三年千顷堂书局石印本为校本。他校本我们选择了作者所引诸书：《素问》《灵枢》《伤寒论》《金匮要略方论》《伤寒总病论》《新修本草》《类经》《名医类案》《续名医类案》《景岳全书》《类证活人书》《此事难知》《温疫论》《本草纲目》

《马氏瘟疫发源》《万氏家传》《搜神记》《说文解字》等。

校注方法：

1. 凡底本中脱讹衍倒等现象，参照校本予以勘正，并出校注说明。

2. 凡属引文错误，无损文义的我们不作处理，有明显错误的，据所引之书改正，并出校注说明。

3. 不同版本的异文，包括方药、剂量等，均录出以供参考。

4. 底本中的缺文，无可据补的，按字数多少，一一以"□"补入；字数无法确定的，以"■"标明。

5. 底本中小字误作大字，或大字误作小字的均改回，并出校注说明。

6. 底本中有明显错字的，予以迳改。

7. 对书中的部分难字、难词予以注解，注音采用汉语拼音加直音的方法。

8. 文中的避讳字，有碍文义的一律改回，不出说明。

另外，底本中仅有王树孝序，今据三让堂本补入刘奎自序与刘嗣宗序。原书目录过于简少，现据正文顺序列出了三级目录。

由于点校者水平有限，难免挂一漏万，请读者不吝指正。

校注者

2024 年 3 月

序

忆余自幼时，耳目之所睹记，鲜见医而儒者也。乃转而思焉，其凌替当不至是，使得克自振拔者出，而一起其衰，应必有可观者焉。故余极欲留心医学。每为塾师所迫，俾专工举子业，而未遑及之。第其所授之文，寓目即昏昏睡去，总不记忆。间尝取唐宋八家，以及诸名公真稿读之，一见辄能成诵。第期负过高，自维取法乎上者，仅得乎中。以此所为文词，往往不能趋时。后松峰山人为人言余所为帖括①，乃传世之作，似非利试之器，当变格以相从，庶几其有合乎。或有告予者，予闻其言而是之，乃改弦易辙，始克幸博一第。第以揣摹入彀，终觉违心。随仍浸淫于古，日取诸子百家纵观之。又念人有七尺之躯，而不解岐黄术，终属憾事。遂将《灵枢》《素》《难》，以及历代各家医书，罗列案头，日日展玩。第医理玄②杳，又系中年学步，卒未能深造其室。唯论其文章好丑，除经论外，惟李士材、汪讱菴等笔墨稍觉可观，余者字句尚多有未能通顺者，遑论其他乎。乙巳夏，山人出所著《说疫》一书，属余弁言。余非知医者，固不

---

① 帖括：唐制，帖经试士，应试者总括经文，编为歌诀，以便记忆，谓之帖括。

② 玄：原作"元"，乃避清圣祖玄烨讳故，今改回。

1

敢强作解事。第观其全部文章，理法俱从《左》《国》《史》《汉》得来，神而明之，又自成一子，真乃才人之笔，而讵可仅以医书目之乎。能文之士，取而读之，始信吾言之不谬也。是医也，而进于儒矣，是为序。

时乾隆五十①年乙巳榴月眷姻弟春圃王树孝书

①　五十：原作"五十一"。详乙巳年为乾隆五十年，又据序文"乙巳夏……"语，故改。

叙

谚曰：不为良相，则为良医。明乎良医之燮理阴阳，胥一世而登诸仁寿，与良相之赞元调鼐①者侔也。余自幼好读岐黄书，壮而远游四方，欲求所谓良医者，领其所谓卓识伟论，以正所学。历四十年所，郁乎吾怀，迄无所遇，而四方之志，终未少颓弛也。夙闻东武山川，奇秀不减雁宕，每神游马耳常山间，如东坡所谓隐君子者，庶忻然遇之。嗣闻邑绅士显绪王君辈，谈次间曾于诸城刘相国处，遇其胞侄松峰，温文尔雅，善古文诗词，更精岐黄术。余耳其名，而未获一共谈论，蓄怀时怅怅也。因策蹇走七百余里，访松峰于东武之槎河山庄。一见相溽如平生欢。其子濯西，克绍家学，精核医理，出所著《说疫》一书，属余弁言。余受而读之，见其三才融贯，而包括殆尽，古今毕举而搜罗无遗。真足解千百年之疑团，开瘟疫门之觉路。其尤妙者，析瘟疫之名义，分疫证为各种，皆发前人所未发。如所载瓜瓤软脚，赤膈黄耳，痧瘴诸挣等疫疠怪疾，各有简便良方，针灸奇术，皆能回春于瞬息，奏效于目前，真可以参变阴阳，起回生死。则是有《伤寒论》于前，不可无《说疫》书于后，直与《金匮》名

① 赞元调鼐：喻主持政治大计。

1

编表里相成，参互尽变，将胥天下后世而仁寿之。即云与良相之业并垂千古，亦奚不可之有，是为序。

时乾隆丁未清和月福山年眷世弟刘嗣宗撰

自序

伤寒之不明也，以中寒乱之。瘟疫之不明也，以伤寒乱之。能于其中划然分析，则其于治伤寒、瘟疫也，思过半矣。伤寒自仲景而下，承承继继，各有专家。著书立说者，无虑数十种。独至瘟疫，则略而不讲焉。间有谈及者，不过寥寥数语。核焉而不精，语焉而不详。遂至瘟疫一症，靡所指归，往往以治伤寒法治之。非大用温散，即过投苦寒，欲病之愈也，难矣。先大人引岚公，一生精于医理，南北宦游，虽簿书鞅掌①，间闻人疾苦，莫不竭力拯救。余公聆庭训，非伊朝夕。且龆年善病，因得于暇日，取家藏岐黄书纵观之，故颇有会心处。因念瘟疫一门，非他症可比，不能迟之岁月，缓为调理。其见效在一二剂之内，其痊愈在三五日之间。不可不亟为讲究，以共登宝筏②。昔吴又可《瘟疫论》一书，较之诸家俱见卓识，独辟蚕丛，业已盛行海内。故其方论，兹集一概不录。第就自所经历者，聊纾管见，以羽翼又可，当亦谈疫者之所不斥也。夫疫病所包甚广，而瘟疫特其一耳。又添杂疫、寒疫，各著方论，而症治始备，随编辑酌

---

① 鞅掌：众多。《文选·嵇康·与山巨源绝交书》："心不耐烦，而官事鞅掌。"

② 宝筏：喻佛之教法。佛之教法，能渡人出生死海而登彼岸，如筏之渡河然，故世称佛之教法曰宝筏。此喻于瘟疫之治，获得成功之意。

定，分为六卷。曰述古，曰论治，曰杂疫，曰辨疑，曰诸方，曰运气，亦庶几成一家言焉。第是书之成，锦儿之力居多。其曰《松峰说疫》者，明乎其不敢擅为己有，以成善则归亲之意云尔。其中分伤寒与瘟疫，皎若列眉，而理路治法亦颇审慎，不敢掩古人所长而袭为己有，亦不敢震前贤名望而为其所愚。第疫症千变万化，治之不可胶执，亦不可师心所顾。同志君子，神明而变通之是，则余之厚望也。夫是为序。

目 录

1

松峰说疫卷之一

男劉秉錦濯西纂述

福山劉嗣宗南瑛参閱

表侄李逢虞謹庵録較①

述　古

　　刺法论帝曰：余闻五疫之至，皆相染易，无问大小，病状相似，不施救疗，如何可得不相移易者？岐伯曰：不相染者，正气存内，邪不可干。避其毒气，天牝（天牝，鼻也。老子谓玄牝之门。毒气从鼻来，可嚏之从鼻而出）从来，复得其往，气出于脑，即不干邪。气出于脑，即先想心如日。欲将入疫室，先想青气自肝而出，左行于东，化作林木。次想白气自肺而出，右行于西，化作戈甲。次想赤气自心而出，南行于上，化作焰明。次想黑气自肾而出，北行于下，化作水。次想黄气自脾而出，存于中央，化作土。五气护身之毕，以想头上如北斗之煌煌，然后可入疫室。

　　阳明脉解篇帝曰：病甚则弃衣而走，登高而歌，或至不食数日，踰垣上屋。所上之处，皆非其素所能也，病反能者，何也？岐伯曰：四肢者，诸阳之本也，阳盛则四肢实，实则能登高也。帝曰：弃衣而走者，何也？岐伯曰：热盛于身，故弃衣而走也。帝曰：其妄言骂詈、不避亲疏而歌者，何也？岐伯曰：阳盛则使

---

　　① 較：据文义，当为"校"。后同。

1

人妄言骂詈、不避亲疏而不欲食，不欲食故妄走也。（此言胃病皆邪气之盛也。邪盛故热盛，热盛故阳盛，阳盛故二者之病由此矣）

热论篇帝曰：热病已愈，时有所遗者，何也？岐伯曰：诸遗者，热甚而强食之，故有所遗也。若此者，皆病已衰而热有所藏，因其谷气相薄，两热相合，故有所遗也。帝曰：治遗奈何？岐伯曰：视其虚实，调其逆从，可使必已也。帝曰：病热当何禁之？岐伯曰：病热少愈，食肉则复，多食则遗，此其禁也。（此言病之所以遗者，由于强食，而有治之之方，复有禁之之要也。遗者，病已愈而邪气未尽衰，若有所遗而在也。禁者，禁于未遗之先也。肉性热而难化，尤当禁也）

评热病论帝曰：有病温者，汗出辄复热而脉躁疾，不为汗衰，狂言不能食，病名为何？岐伯曰：病名阴阳交（阴阳之气不分别也），交者死也。帝曰：愿闻其说。岐伯曰：人所以汗出者，皆生于谷，谷生于精。今邪气交争于骨肉而得汗者，是邪却而精胜也，精胜则当能食而不复热。复热者，邪气也。汗者，精气也。今汗出而辄复热者，是邪盛也。不能食者，精无俾也。（精气不能使主食也）病而留者，其寿可立而倾也。且夫《热病》①曰：汗出而脉尚躁盛者死。今脉不与汗相应（脉躁疾，不为汗衰），此不胜其病也，其死明矣。狂言者是失志，失志者死。今见三死（身热不能食，一也。脉躁盛者，二也。狂言者，三也），不见一生，虽愈必死也。

《灵枢》热病篇曰：热病已得汗出，而脉尚躁，喘且复热，勿刺②，喘甚者死。又曰：热病已得汗，而脉尚躁盛，此阴脉之极也，死。

---

① 热病：此系《素问·评热病论》。
② 刺：此下《灵枢·热病》有"肤"字。

刺热篇曰：肝热病者，小便先黄，腹痛多卧，（肝经之脉，环阴器，抵少腹而上，故有是症）身热。热争（邪与正争）则狂言及惊，胁满痛，手足躁，不得安卧。（肝经之脉，从少腹上侠胃贯膈，布胁肋，循喉咙之后，络舌本，故见此症。肝之病发为惊骇，故病则惊。胃不和，则卧不安，木来乘土，故不得安卧）庚辛甚（金克木也），甲乙大汗（本经气旺之日），气逆则庚辛死（以其气逆甚也）。（上三句，总言其甚其死，必以克我之日得汗而愈，必以自得其位之日。后四段放①此）刺足厥阴、少阳。其逆则头痛员员，脉引冲头也。（肝经脉，自舌本，循喉咙之后，上出额，与督脉会于巅。故病气逆则如是也。员员者，靡定也）

松峰曰：此专引经义，刺法不赘。

心热病者，先不乐数日（邪入经络，则神不安，故不乐），乃热。热争则卒心痛。烦闷善呕，头痛面赤无汗。（心脉起于心中，其支别者，从心系上侠咽。小肠之脉，直行者，循咽下膈抵胃。其支别者，从缺盆循②上颊，至目外眦。故兼见诸症。心在液为汗，今病热，故无汗以出耳）壬癸甚（克），丙丁大汗（气旺）。气逆则壬癸死。刺手少阴、太阳。

脾热病者，先头重颊痛，烦心颜青欲呕，（胃脉起于鼻，交颓③中，下循鼻外，入上齿④中，还出侠口，环唇，下交承浆，却循颐后下廉，出大迎，过客主人，循发际，至额颅。故先头重颊痛颜青也。脾之脉，其支别者，复从⑤胃别上膈，注心中。其直行者，上膈侠咽。故烦心欲呕也）身热。热争则腰痛不可用俯仰，腹满泄，两颔痛。

---

① 放（fǎng 仿）：通"仿"，仿效。
② 颈：原作"头"。据《素问·刺热》王冰注改。
③ 颓：原作"额"。据《素问·刺热》王冰注改。
④ 齿：原作"为"。据《素问·刺热》王冰注改。
⑤ 从：原作"循"。据《素问·刺热》王冰注改。

（胃脉支别者，起胃下口，循①腹里，下至气街中而合，以下髀关。气街者，腰之前，故腰痛也。脾脉入腹，属脾络胃，入胃之脉，自交承浆，却循颐后下廉，出大迎，循颊车。故腹满泄而两颔痛也）甲乙甚，戊己大汗。气逆则甲乙死。刺足太阴、阳明。

肺热病②者，先淅然厥，起毫毛，恶风寒，舌上黄，（肺主皮毛，热中之，则先淅然恶风，起毫毛也。肺脉起于中焦，下络大肠，还循胃口。今肺热入胃，胃热上升，故舌上黄）身热。热争则喘咳，痛走胸膺背，不得太息，头痛不堪，汗出而寒。（肺居膈上，气上胸膺，在变动为软，背为胸中之府，故喘咳，痛走胸膺，不得太息。肺之络脉，上会耳中，今热气上薰，故头痛不堪，汗出而寒）丙丁甚，庚辛大汗。气逆则丙丁死。刺手太阴、阳明，出血如豆，立已。

肾热病者，先腰痛（膀胱脉，循③肩膊内，侠脊抵腰中，又腰为肾之府，故痛）骱（骱，脊梁后骨④）酸，苦渴数饮，（骱，音行。酸，音酸，酸痛也。肾脉自循内踝之后，上腨内，出腘内廉。又直行者，从肾上贯肝膈⑤，入肺⑥中，循喉咙，侠舌本）身热。热争则项痛而强，骱寒且酸，足下热，不欲言。（膀胱脉，从脑出，别下项。肾脉起于小指之下，斜趋足心，出于然骨之下，循内踝之后，别入跟中，以上腨内。又其直行者，从肾上贯肝膈，入肺中⑦，循喉咙，侠舌本。故见诸症）其逆则项痛员员澹澹然。戊己甚，壬癸大汗。气逆则戊己死。刺足少阴、太阳。（员员，靡定也。澹澹，无意味也）

---

① 循：原作"复"。据《素问·刺热》王冰注改。
② 热病：原作"病热"。据《素问·刺热》改。
③ 循：原作"从"。据《素问·刺热》王冰注改。
④ 骱：脊梁后骨，骱与胻通。《素问·脉要精微论》："病足骱肿。"王冰注作"足胻肿"可证。此云"脊梁后骨"者，或本《广韵》"牛脊后骨"解。此非是。
⑤ 膈：原脱。据《素问·刺热》王冰注补。
⑥ 肺：原作"肝"。据《素问·刺热》王冰注改。
⑦ 中：原缺。据《素问·刺热》王冰注补。

4

又曰：肝热病者，左颊先赤。心热病者，颜①先赤。脾热病者，鼻先赤。肺热病者，右颊先赤。肾热病者，颐先赤。病虽未发，见赤色者刺之，名曰治未病。（面之部位应五脏）

又曰：治诸热病，以饮之寒水乃刺之，必寒衣之，居止②寒处，身寒（热退身凉也）而止也（乃可以止针）。

余曾见一小儿患瘟热邪深重，弃衣而走，昼夜靡宁，手足不闲，翻动器皿，掏拨什物，寻得凉水一碗，且浴且饮，一日后，随热退身凉而愈。（松峰记）

刺法自有专门，以此数段中义蕴有关于瘟疫，故采录之，非讲刺法也。

热论③篇帝曰：今夫热病者，皆伤寒之类也。或愈或死，其死皆以六七日间，其愈皆以十日以上者，何也？岐伯曰：巨阳者，诸阳之属也（太阳六经之长，总摄诸阳）④，其脉连于风府，故为诸阳主气也。人之伤于寒也，则为病热，热虽盛，不死。其两感于寒而病者，必不免于死。一日巨阳受之（巨阳，太阳也），故头项痛，腰脊强。二日阳明受之，阳明主肉，其脉侠鼻，络于目，故身热目痛而鼻干不得卧也。三日少阳受之，少阳主胆⑤，其脉循胁，络于耳，故胸胁痛而耳聋。三阳经络皆受病，而未入于脏者，故可汗而已。四日太阴受之，太阴脉循布胃中，络于嗌，故腹满而嗌干。五日少阴受之，少阴脉贯肾，络于肺，系舌本，故口燥舌干而渴。六日厥阴受之，厥阴脉循阴器而络于肝，

① 颜：原作"额"。据《素问·刺热》改。
② 止：原作"此"。据《素问·刺热》改。
③ 论：原作"病"。据《素问·热论》改。
④ 太阳六经之长，总摄诸阳：原作大字正文。今本《素问·热论》无此语。系引《类经》之注文，故改作小字夹注。
⑤ 胆：《素问》王冰注本同。《甲乙经》卷七第一上及《黄帝内经太素》卷二十五并作"骨"。按上文"阳明主肉"例，似作"骨"是。

故烦满而囊缩。三阴三阳、五脏六腑皆受病，荣卫不行，五脏不通则死矣。其未满三日者，可汗而已，其满三日者，可下而已。

松峰曰：此《内经》《伤寒》传经之正例也。瘟疫虽与伤寒不同，但邪在膜原，正当经胃交关①之所，半表半里。其热淫之气，浮越于某经即显某经之症，专门瘟疫者，又不可不知也。（汗下又不可泥定三日）

经曰：其冬有非节之暖者，名曰冬温。冬温之毒，与伤寒大异。冬温复有先后，更相重沓，亦有轻重，为治不同。

松峰曰：冬暖，来年入夏必病，当时病者却少。

阴阳应象大论曰：冬伤于寒，春必温病。

松峰曰：《云笈七签》中引作冬伤于汗，甚妙。盖言冬时过暖，以致汗出，则来年必病温。余细体验之，良然。冬日严寒，来春并无瘟疫，以其应寒而寒，得时令之正故耳。且人伤于寒，岂能稽留在身，俟逾年而后病耶？

金匮真言论曰：夫精者，身之本也。故藏于精者，春不病温。

松峰曰：藏精者，百病不生，岂第不病温而已哉。

论疾诊尺篇曰：尺肤热甚，脉盛躁者，病温也。其脉盛而滑者，病且出也。

松峰曰：出字谓邪不入里，将解散也。

张仲景温病篇②曰：太阳病，发热而渴，不恶寒者，为温病；发汗已，身灼热者，名风温。风温为病，脉阴阳俱浮，自汗出，身重，多眠睡，鼻息必鼾（音旱。鼻息如雷），语言难出。（自发汗已至此，言大发其汗之害）若被下者，小便不利，直视失

---

① 经胃交关：语出《温疫论·病原》。意谓邪自口鼻而入，舍于伏脊之内，去表不远，附近于胃，乃表里之分界，是为半表半里，即《灵枢·岁露》所谓横连膜原是也。凡邪在经为表，在胃为里，今邪在膜原者，正当经胃交关之所，故为半表半里。

② 温病篇；今本仲景书无此篇名，语出《伤寒论·辨太阳病脉证并治上》。

溲。（脏气不固，故失溲。此四句言误下之害）若被火者，微发黄色，剧则如惊痫，时瘛疭。（痫，音闲。俗云羊羔风，其声如羊。瘛疭，音炽纵，抽拉发搐。此四句言用火逼汗，劫取之害）若火熏之，一逆尚引日，再逆促命期。（表热无寒，故不宜汗。里热无实，故不宜下。表里俱热，尤不宜火。若误汗、下、火劫则逆，一逆尚可延引时日，再逆第二次，则阴立亡而死）

经曰：春应暖而复大寒，夏应热而反大凉，秋应凉而反大热，冬应寒而反大温，此作其时而有其气，是以一岁之中，长幼之病多相似者，此则时行之气也。

刘南瑛曰：四时气候不正为病，谓之时症，与伤寒、温、暑、寒疫等症不同，唯秋从未见有病者[①]。

《素问》：四时不节，则生大疫。

《伤寒论》曰：阳脉洪数，阴脉实大，遇温热变为温毒。（阳主表，阴主里，洪数、实大皆热也。两热相合，变为温毒）

又曰：温病之脉，行在诸经，不知何经之动也，各随其经所在而取之[②]。瘟病由不正之气散行诸经，难别何经所受，必审其病之属于何经，而后可以施治。

热病须得脉浮洪，细小徒自费神功（阳病当得阳脉。细小，阴脉也。属死症，不治），汗后脉静当便瘥，喘热脉乱命应终（汗后邪退即生，邪盛即死）。

松峰曰：热病而脉细小，虽云不治，然有脉厥者，不在此例。

阳毒健乱四肢烦，面赤生花作点斑。狂言妄语见神鬼，下痢频多喉不安。汗出遍身应大瘥，鱼口开张命欲翻。有药不辜（负也）。但与服，能过七日始能安。（阳症宜汗解，如失汗则邪传入脏，

---

① 刘南瑛曰……从未见有病者：三让堂本无此按语。
② 温病之脉……而取之：今本《伤寒论》无。此系《难经·五十八难》语。

故有健乱等危症。病传在里，不当汗，又加之遍身自汗，口如鱼口开张者死。能过七日，乃过经，阳热退，方有可救之理）

松峰曰：七日能安之说，不过言方有可救之理，非云愈也，总不可泥。

热病未汗，脉须浮洪，既汗，脉当安静。倘有散漫之脉，或不汗而愈（不汗而愈，谓之干瘥）。其平复未可全许也。

瘟疫，众人一般病者是。又谓之天行时疫。治法有三，宜补、宜散、宜降。热甚者，宜服童便。

松峰曰：补者，如四损①不可正治及老幼与本来虚弱者是也。（四损解，见诸论中）散者，清凉解散是也。（瘟症不宜温散）降者，从大小便驱逐其邪是也。

瘟家之脉散难名，随其脉状分诸经。若浮而大按无力，补中带表随时宁。

松峰曰：浮大无力，本虚怯脉，何以知其为瘟疫乎？必应以瘟脉（洪数而浮）、瘟症参之，方为无弊。脉状状字，指病症与色、与声而言。

疫症关系，全在虚实二字。实者易治，虚者难治，以元气本虚，邪不易解。若治挟虚者，而不知托散，但知攻邪，愈攻则愈虚，愈虚则断无有不死者。

松峰曰：虚实二字，三种疫病皆有之，即瘟中亦有虚实，但热多而无寒耳。

瘟疫之来无方，然召之亦有其故，或人事之错乱，天时之乖违，尸气之缠染，毒气之变蒸，皆能成病。症既不同，治难画一。瘟疫多火热之气，蕴蓄于房户，则一家俱病；蕴蓄于村落，

---

① 四损：《温疫论·四损不可正治》："凡人大劳、大欲，及大病、久病后气血两虚，阴阳并竭，名为四损。"

则一乡俱病；蕴蓄于市廛①，则一城俱病；蕴蓄于道路，则千里皆病。故症虽多，但去其火热之气，而少加祛邪逐秽之品，未有不可奏效者也。

凡治瘟疫，宜清利者，非只一端，盖火实者宜清，气实者宜行，食滞者宜消，痰甚者宜化，皆所谓清利也。凡此数者，滞去则气行，而表邪自解，然宜用于实邪等证，而本非虚证之所宜。其有虚中挟实者，不妨少为清解。

凡瘟疫宜下者，必阳明邪实于腑，而秘结腹满，或元气素强，胃气素实者，方可下。若大便虽数日不行，而腹无胀满，及大便无壅滞不通之状，或连日不食而脐腹坦然，软而无碍，此阳明胃府本无实邪，切不可妄下以泄中气。盖诸误之害，下为尤甚，不可忽也。

周翰光曰：与急症急攻，并注意逐邪②等论，当合看，务要因时制宜，变通不拘也。

虽古法云瘟病在三阳者多，三阴者少，然亦不可拘泥。

瘟疫六七日不解，以致热入血室，发黄，身如烟熏，目如金色，口燥热结，以砭针刺曲池，出恶血，仍以通圣散，兼散兼下，得汗如黄水，粪如黑膏即愈。此即北方之所谓打寒也。其法用手捋两膊，使血聚于臂，以帛缚定，乃用筋夹磁锋，击刺肘③中曲泽旁之大络，使邪毒随恶血而出，亦最捷之法，穷人用之极效，然非池穴也④。

松峰曰：瘟症传里者，热毒深重，其症谵语发狂，循衣摸床，撮空

---

① 市廛（chán 缠）：买卖之所曰市，市宅曰廛。市廛，民杂聚之处。
② 语出《温疫论》卷上。
③ 肘：原作"肋"。据文义及《景岳全书》卷十三改。
④ 也：此下三让堂本另行有"通圣散"三字，待考。

9

理线，目赤如火，如醉如痴，或登高而歌，弃衣而走，齐俗谓之猴儿病。用小枣蘸烧酒遍身刮痧，痧出，其色紫赤，其高起者，状如枣栗，遂用针出恶血，往往取效，此亦一刺法也。

治瘟疫，大抵不宜发汗。经曰：不恶寒而反渴者，温病也。明其热自内达外也。疫有伤气、伤血、伤胃之殊，故见证不同，治亦稍异。若入脏者，则不知人而死矣。大法以症为则，毋专以脉为据也。

松峰曰：入脏不知人，亦不必即死。不过较在经者难施治耳，此兼三疫而言。

人在气交之中，如鱼在水，一毫渣滓混杂不得，设川泽泼灰，池溏入油，鱼鲜有得生者，人受疫气，何以异此。

疫者，民皆病也。疠鬼为灾，斯名疫耳。

松峰曰：疫如摇役之役，沿门阖户皆病之谓。齐俗谓小儿生痘为当差，亦即徭役之义。

天①地以生物为心，寒热温凉，四气递运，万古不易，人生其间，触之而病者，皆因起居无时，饮食不节，气虚体弱，自行犯之，非寒暑之过。若以寒暑为杀厉之气，触之即病，则人无噍类②久矣，岂天地生物之心哉。至于非其时而有其气，谓之不正之气则可，谓之疫气则非也。何者？不正之气，人感之者，有病有不病，未可一概论也。若夫疫气，则不论贵贱贫富，老幼男女，强弱虚实，沿门阖境，传染相同，人无得免者。此唯兵荒饥馑之年有之。

瘟病之治，宜从凉散固也。然必表里俱有热症方可用，若表

---

① 天：原缺。据三让堂本补。
② 噍（jiào 叫）类：《说文》："噍，啮也。""噍类"，指有生命而能嚼食之动物，此指活着的人。《汉书·高帝纪》："尝攻襄城，襄城无噍类。"注："无复有活而噍食者也。"

邪未解，虽外热如火，而内无热症可据者，不得概用凉药。

松峰曰：误投热药，犹或可解，若误投凉药，杀人等于操刃。语曰：姜桂投之不瘥，芩连用之必当。其不曰芩连投之不瘥，姜桂用之必当者，明乎伤寒妄投凉药则不可救矣。瘟疫虽属邪热，其有不宜用凉药之时，投剂仍当审慎。

冬有非时之暖，或君相客热之令而病热者，名曰冬温，与冬月正伤寒大异。法宜凉解，此舍时从症也。若夏有寒者，其宜温亦然。

松峰曰：冬温之说，吴又可曾非之，然谓冬时绝无温热，则又不然，故宜舍时从症。

寒疫乃天时之暴寒，较冬时之严寒，又有轻重之异。时气自是天行疫疠之气，又非寒比也。瘟病多山泽蒸气。

松峰曰：冬时亦有热疫①。余子秉锦，于深冬时，忽患四肢走注疼痛，余以治周痹之法治之不应，遂自用银②花、草节、羌、防、荆芥、薄荷、桑枝、黄芩、栀子、生地凉散败毒之品加减出入，服三四十帖始愈。后闻其时患此症者甚多，始知此亦疫症也。

时气者，乃天行暴疠之气，不因寒而得，治法当辟散疫气，扶正气为主，若多日不解，邪热传变杂症，宜从伤寒变症条内采择用之。

经曰：冬不藏精者，春必病瘟③。十月属亥，十一月属子，火气潜伏，当养其真，而为来春发生之本，此时若恣意戕贼，至春阳气轻浮，必有瘟疫，此两个月为一年之虚。若上弦前、下弦后，月廓月空为一月之虚。风霾霆电，大寒热，日月蚀，愁怒惊

---

① 热疫：原缺。据三让堂本补。

② 银：原作"艮"。据三让堂本改。

③ 冬不藏精者，春必病瘟：今本《内经》无此语。《素问·阴阳应象大论》作"冬伤于寒，春必温病"。《素问·金匮真言论》作"藏于精者，春不病温"。

悲，醉饱劳倦，为一日之虚。当此时，可不养天和远房室哉！

温热病因外感内伤，触动郁火，自内而发之于外，初则表里俱热，宜用凉散之剂，两除表①里之热，久则表热微而里热甚，又宜承气苦寒之剂以②泻之，则热退身凉而病自已。（倘认作即病伤寒之症，用麻黄辛温之剂以发表，则内热愈甚而斑黄、狂乱之症起矣。或未用辛凉之剂以解表，便用承气苦寒之剂以攻里，则表热未去而结胸、虚痞之症见矣）

松峰曰：瘟疫不可认作即病之伤寒，使用麻黄固已。余曾经瘟症盛行之时，众人所病略同，大概宜用凉散攻下之剂。中有一人得病，询其症，不过身热、身痛、头痛、拘急等症，诊其脉却迟而紧，竟与冬月正伤寒无异。因投麻黄发表之剂，乃得汗解。始悟治病最宜变通，不可拘执，瘟疫固尔，杂病亦然。

凡伤寒、瘟疫其不可治及难治者，必属下元虚症。（松峰按：间亦有之，亦不必然）如家中传染者，缘家有病人，旦夕忧患，饮食少进则气馁，感其病气，从口鼻入，故宜清阳明，舒郁结，兼理劳伤为要。（松峰按：此句不可泥。兼字宜重读）

松峰云：余家曾有患瘟症者十余人，互相传染。余日与病人伍，饮食少进，旦夕忧患，所不待言，而竟免传染。偶一日，一人入疫家，即时而病，求其故不得，因忆伊时举家患病，余忙乱终日，夜来独居一室，闭门焚降真香一块，想以此得力耶。

瘟疫不可先定方，瘟疫之来无方也。

伤寒、瘟疫三阳症中，往往多带阳明者。手阳明经属大肠，与肺为表里，同开窍于鼻。足阳明经属胃，与脾为表里，同开窍于口。凡邪气之入，必从口鼻，故兼阳明症者独多。邪在三阳，

---

① 表：原缺。据三让堂本补。
② 以：原缺。据三让堂本补。

法宜速逐，迟则胃烂发斑。或传入里，则属三阴，邪热炽者，令阴水枯竭，于法不治，此治之后时之过也。

阴阳失位，寒暑错时，故生疫。

瘟疫之来，多因人事之相召，而天时之气运适相感也。故气机相侵，而地气又复相应，合天地人之毒气而瘟疫成焉。

治温热疫疠，不可用辛热药，宜清凉辛甘苦寒。

仲景书，王叔和得散亡之余，诠次间有穿凿，成氏因注释，致将冬时伤寒之方，通解温暑，遗祸至今。温暑别自有方，今失无征，宋龙门所以叹《伤寒》无全书也。

夫病瘟而强之食，病暍而饮之寒，此众人之所以为养也，而良医之所以为病也。时疫感之，必先入胃，故多用阳明胃药。

湿热时毒感于口鼻，传入阳明，邪正交争。阴胜则憎寒，阳胜则壮热，流入百节则一身尽痛，上行头面则为肿大，名大头瘟。

暑湿热三气门中，推人参败毒散方为第一。三气合邪，岂易当哉，其气互传，则为疫矣。方中所用皆辛平，更有人参大力者，荷正以祛邪。病者日服二三剂，使疫邪不复留，讵①不快哉。奈何俗医减去人参，曾与他方有别耶？

疫，疠也。病气流行，中人如磨砺伤物也。疫，役也。有鬼行役，役不住也②。凡治瘟疫，须先观病人两目，次看口舌，以后以两手按其心胸至小腹有无痛处，再问其大小便通否，渴与不渴，服过何药，或久或新，并察其脉之端的，脉症相同，方可以言吉凶，庶用药无差。此数者最为紧要，医家之心法。

治暑月温病、热病、疫疠病，不可用辛温热药，宜辛凉、清

---

① 讵：《广韵》："讵，岂也。"
② 也：此后三让堂本另行有"人参败毒散"五字，待考。

甘、苦寒，升麻、柴胡、葛根、薄荷、石膏、芩、连、栀、柏、甘草、芍药之类。

疠疫、痘疹、发斑、热毒等症，但卧阴土湿地，则解凉拔毒，能减其半。土之妙用如此，智者类而推之。

疫病当分天时寒暑燥湿，因时制宜。如久旱而热疫，忌用燥剂；久雨而寒疫，脾土受湿，忌用润药。

疫邪自外而入，唯虚人感之必深，如用祛邪药汗下，必先顾元气，则温散、温补、反治、从治诸法，何可不知。

每见治温热病，误攻其里，尚无大害，误发其表，变不可言，此足明其热自内达外矣。

卫逊亭曰：此足见瘟病断无发散之理，至云攻里尚无大害，当重看大字。

天地疫疠之气，俗人谓之横病，多不解治，皆曰日满则差，致夭枉者多矣。凡觉病即治，折其毒气自差，切莫令其病气自在，恣意攻人，拱手待毙。

世人误认瘟疫为伤寒，云伤寒是雅士之词，天行瘟疫是田舍间俗语，误亦甚矣。

疫气邪正混合，倘邪胜正衰则危。药之苦寒者伤胃，温补者助邪。如人中黄之类，最为合法。

瘟疫乃天地之邪气，人身正气固，则邪不能干，故避之在节欲节劳，仍毋忍饥以受其气。至于却邪之法，如经所云，天牝从来，复得其往，气出于脑，即不干邪是也。盖天牝者，鼻也。鼻受天之气，故曰天牝。瘟邪之气，自空虚而来，亦欲其由空虚而去，即下句气出于脑之谓也。盖邪气自鼻通于脑，则流布诸经，令人病瘟。气出于脑，谓嚏之，或张鼻以泄之，或受气于室，速泄于外，而大吸清气以易之，则邪从鼻出，而毒气自散，此却邪于外之法也。又想心如日等法（见前）。盖胆属少阳，中正之官，其气壮，则脏气赖以俱壮，而邪不能入，此强中御邪之法也。凡探病诊疾，知此诸法，虽入秽地，可保无虞。男病邪气出于口，女病邪气出于前阴，其相对坐立之间，必须知其向背，行动从容，察位而入方妙。

治瘟疫须分上、中、下三焦。盖人之鼻气通于天，故中雾露之邪为清邪，从鼻息而上入于阳，入则发热、头痛、项强、颈挛，正与俗称大头瘟、虾蟆瘟之说符也。口气通于地，故中水土之邪者，为饮食浊味，从口舌而下入于阴，入则必先内栗，足膝逆冷，便溺妄出，清便下重（疑即后重），脐筑（向外挣筑）湫①痛，正如俗称绞肠瘟、软脚瘟之说符也。然口鼻所入之邪，必先注中焦，以次分布上下，不治则胃中为浊，营卫阻而血凝，其酿变即现中焦，俗称瓜瓤瘟。疙瘩瘟等症，则又阳毒痈脓，阴毒遍身青紫之类也。此三焦定位之邪也。若三焦邪混为一，内外不通，脏气熏②蒸，上焦怫③郁，则口烂食④断矣。若卫气前通者，因热作使，游行经络脏腑，则为痈脓。营气前通者，因召客邪，嚏出声嗢咽塞，热壅不行，则下血如豚肝。然此幸而营卫渐通，故非危侯。若上焦之阳、下焦之阴两不相接，则脾气于中难以独运，斯五液注下，下焦不阖而命难全矣。治法于未病前，预饮芳香正气药，则邪不能入，倘邪入，则以逐邪为要。上焦如雾，升而逐之，兼以解毒。中焦如沤，疏而逐之，兼以解毒。下焦如

---

① 湫（jiǎo 剿）：《集韵》："集也。"《左传·昭公元年》："勿使有所壅闭湫底。"《正义》曰："湫，谓气聚。"

② 熏：原作"重"。"重"下有小字夹注"去声"二字。今据《尚论篇》卷首改。并删旧注。

③ 怫：原作"拂"。据《尚论篇》卷首改。

④ 食：蚀也。

渎，决而逐之，兼以解毒。营卫既通，乘势追拔，勿使潜滋，方为尽善。

瘟邪直行中道，流布三焦，上焦为清阳，故清邪从之上入。下焦为浊阴，故浊邪从之下入。中焦为阴阳交界，凡清浊之邪，必从此分区，甚者三焦相混，上行极而下，下行极而上，故声嗢咽塞，口烂食断者（上焦之症），亦复下血如豚肝（下焦之症。是上、下焦症齐见矣），非定中、上不及下，中、下不及上也。

臧卢溪曰：二节当参看。

夫寒中所以清火，亦能解表，盖阳亢阴衰则火盛水亏，水涸于经，安得作汗？譬之干锅赤裂，润自何来。但加以水，则郁蒸沛然，而热气上腾矣。汗自水生，亦复如是。用凉药以救水，水生而汗有不出者乎？

补中亦能散表。夫气虚于内，安能达表，非补其气，肌能解乎？凡脉之微弱无力，或两寸短小者，即其症也。血虚于里，焉能化液，非补其精，汗能生乎？凡脉之浮芤不实，或两尺无根者，即其症也。然补则补矣，更当斟酌尽善，用得其宜，妄补住邪，则大害矣。

瘟疫来路两条，去路三条，治法五条，尽矣。何为来路两条？有在天者，如春应暖而反寒云云。此非其时而有其气，人受之，从经络入则为头痛发热，咳嗽、发颐、大头之类。其在人，有互相传染者，其邪则从口鼻入，憎寒壮热，胸膈满闷，口吐黄涎之类，所谓来路两条者此也。何如去路三条？在天之疫，从经络而入者，宜分寒热，用辛温、辛凉之药以散邪，如香苏散、普济消毒饮之类，俾其仍从经络而出也。在人之疫，从口鼻而入者，宜芳香之药以解秽，如神术正气等散之类，俾其仍从口鼻而出也。至于经络、口鼻所受之邪，传入脏腑，渐至潮热谵语，腹满胀痛，是毒气归内，疏通肠胃，始解其毒，法当下之，其大便行者则清之，下后而余热不尽者亦清之，所谓去路三条者此也。何为治法五条？曰发散，曰解秽，曰清中，曰攻下，曰酌补，所谓治法五条者此也①。

松峰曰：此段亦颇为近理，故录之。唯于补法中而改一酌字，以瘟疫用补法，必如吴又可所谓四损不可正治者方议补。倘不应补，而冒然用之，补住其邪，其害不可胜言矣。

又曰：余凡阅书并有所见闻，关于疫症者，率皆采录，久而成帙，然其出处，当时亦或不载，故除引经论外，皆不著其书名姓字，以免望②漏之诮，且只图有俾医学，非欲博古也。以上记精言，以下载故实。

桐乡医生赵某，偶赴病家，请归已暝，又将雨，中途见矮屋，有灯明灭，时已下雨，遂叩门求宿。内有妇人应曰：男子不在，不便相留。医恳栖檐下，许之。将更余，妇开门延入，医谢不敢，妇引之甚力，且求合。医视其灯青黯，且手冷如冰，知遇鬼，亟欲奔避，妇双手挽其颈，以口就医之口，既而大喊曰：此人食烧酒、生蒜，臭秽何可近也。遂入。医复冒雨而走，底家十余日后，经矮屋，则一孤冢也。

松峰曰：足见烧酒、大蒜于疫疠盛行所不可阙。

陈宜中梦神人语曰：天灾流行，人多死于疫疠，唯服大黄得生。因遍以示人。时果疫，因服大黄得生者甚众。

松峰曰：大黄，瘟疫症尚在表，总不宜服，唯入里宜服。

苏耽最孝，谓母曰：后三年郴人大疫，宜穿井植橘，病人食橘叶水一盏自愈。

---

① 也：此下三让堂本另行有"香苏饮三、普济消毒饮四、神术散五、正气散六"，待考。

② 望（guà 挂）：《集韵》："挂也。"

黄德镶家烹鳖，用箬笠盖其釜，揭见一鳖，仰把其笠，背皆蒸烂，然头足犹能伸缩，家人悯之，潜放河中。后此人患热病垂危，因徙于河边将养。夜有一物，徐徐上身，其人顿觉凉爽，及晓，视胸臆间悉涂淤泥，其鳖在身上，三曳三顾而去，即日病瘳。

臧卢溪曰：热病者胸腹烦热，用井底泥涂之，亦此意也。又足见放生之报。

范文正公所居之宅，浚井先必纳青术①数斤于中以避瘟。

张凤逵司空著《伤暑全书》，力辨仲景《伤寒论》中寒毒藏于肌肤，至春变为瘟病，至夏变为暑病，与《内经》温根于寒之说，以为此属上古之论，与今风气不合。太古时，洪水怀山，草木闭塞，天地蒙昧，阴霭拂郁，阳明未舒，以故寒气盛行，元和②令少，即当盛夏，亦无燥金之患。后世文明渐开，五行分布，水火之气各司其权，以此随定暑为火气，一以凉剂投之。卓哉司空之见，不唯医理入微，亦可谓善读古人书者矣。

赵逵好吹笛为戏，是年，瘟疫盛行，一日吹笛至茶肆，有老妪与逵言：近有五人来店吃茶，见吹笛者过，各迥避。自后疫遂止，人疑即五瘟使者。后一秀士，貌类炳灵公③，入茶店，嘱老妪云：赵逵有济贫之心，必获善果。言讫不见。后老妪以语逵，逵赴庙谢神，闻空中云：来年必魁天下，三年后当入相。后果为狱府尚书。

一说部载岷俗畏疫，一人病，阖家避之，病者多死。刺史辛

① 青术：苍术之别名。见《水南翰记》。
② 元和：犹言太和。谓阴阳冲和之气。
③ 炳灵公：泰山之神。《通俗编·神鬼·炳灵公》："文献通考，后唐长兴三年诏，以泰山三郎为威雄将军，宋大中祥符元年，加封炳灵公。"

公义命皆舆置厅事，暑月，病人填廊庑，公义昼夜处其间，省问施治。病者愈，乃召其亲戚，谕遣之归，皆惭谢而去，风俗随变。

松峰曰：幸公之不染疫，乃清正仁爱，存心得报，世之作吏者，不可不知也。

昔时，山东一家有五百余口，从无伤寒、疫症。因每岁三伏日，取葶苈一束，阴干，至冬至日，为末收贮，俟元旦五更，蜜调，人各一匙，黄酒和服。饮时，先从少始。

吕复，字元膺，号沧洲，吕东莱之后，河东人。治一人患三阳合病，脉长弦，以方涉海受惊，遂吐血升许，两胁痛，烦渴，谵语，遂投小柴胡，去参加生地。半剂后，俟其胃实，以承气下之，得利而愈。又治一人，时症①逾月，既下而热不已，胁及小腹偏左满，肌肉色不变，俚医以为风，浃四旬②，其毒循宗筋流入睾丸，赤肿若瓠，疡医刺溃之，两③胁肿痛如故。吕诊其尺中皆数滑，乃以云母膏④作丸，衣以乳香，硝黄煎汤送下，下脓五碗，明日再下余脓而愈。

松峰云：余用小柴胡往往减参，且瘟疫原不宜于参，参之价又贵，权作世间原无此药何如。余见一人患瘟疫甫愈，外肾忽肿若瓠，想系瘟毒未尽，循宗筋流入睾丸，若急服清热解毒之剂，或可潜消，且其人尚能动履，亦被疡医刺溃，数日而没。

葛干孙，字可久，平江吴人。治时症不得汗，发狂循河而走，公就控置水中，使禁不得出，良久出之，里以厚被，得汗

---

① 时症：《名医类案》卷一作"伤寒"。
② 浃四旬：《小尔雅·释言》："浃，匝也。"自甲至癸，周匝十日，为一旬，亦曰"浃旬"。"浃四旬"即经四旬。
③ 两：《名医类案》卷一作"左"。
④ 云母膏：《名医类案》作"保生膏"。

而解。

刘南瑛曰：系实法。

昔有一重囚，于狱中患疫而没，狱卒报明病故。时方薄暮，出尸委弃沟壑，适值天气暴寒，裸冻一夜而苏，匍匐觅道返里，随免刑戮之难。

孙凤亨曰：与水浸汗解，其理略同。盖瘟疫无非热症，火盔闷绝，遇寒而解。此囚想必有阴德。

刘从周，韶州曲江人。言痢疾以手足和暖为热，严冷为寒，又言盛夏发热有进退者为伤暑，热不止者为伤寒、瘟疫。

松峰曰：此论痢疾不确，论暑与瘟疫发热至当不易。

衡州南灵鹧鸪，解岭南野葛、诸菌毒及避瘟瘴。又名𪃢①。多对啼，其鸣云：但南不北。又云：钩辀格磔②。

松峰曰：此鸟是处皆有，亦随其方言而命名各殊。齐鲁间则听其鸣云：光棍夺锄。盖因其鸣于孟夏，伊时正锄田也。余至燕赵，闻此鸟鸣，询之土人，则云：打公骂婆。昔有一妇不孝翁姑，随死变此鸟，自鸣其恶，以警众也。又有云烧香拜佛者。余至南中，则有云上山看火者，有云脱却硬挎者，并见苏东坡、高青邱诗。

昔耶律文正公下灵武，诸将争掠子女玉帛，公独取书数部，大黄两驼而已。既而军中大疫，惟得大黄可愈，所活几万人。

晋陵城东遭大疫，传染病者，人不敢过问。有熊礼妻钱氏，归宁后闻翁姑疫，欲趋视，父母不许，妇曰：娶妻原为奉事翁姑，今病笃不归，与禽兽何异？随只身就道，既抵舍，其翁姑见鬼相语曰：诸神皆卫孝妇至矣，吾等不速避，被谴不小。自是翁

---

① 𪃢（mù 木）：鸟名。
② 钩辀格磔：鹧鸪鸣声。《唐·新修本草·鹧鸪》："鹧鸪生江南，行似母鸡，鸣云'钩辀格磔'者是。"

姑皆愈，阖门俱不传染。

松峰曰：邪不侵正，孝可格①天，真祛疫之良方也。

吴中秀才刘水清病疫死，复苏云：死时见冥卒二人持帖来摄，因设饭啖之，不异生人。食毕便拘清行，至一公署，令清跪伏阶下，见堂上坐者冕旒，侍从俨如玄妙观、东岳庙中之仪。有冥吏按簿唱名，言此人无大罪恶，发疾疫司听勘。冥卒即押至曹司，见堂上二大僚偶坐，搜视冥簿谓曰：汝虽无大恶，时有小口孽，量罚疮疡三年。右坐者曰：太轻。左曰：念其祖簿分，恕之。叱二卒押放回家。恍如梦觉，清后果患疮三年。

宋绍白曰：常见一好造口孽者，后长对口而死。又一人好作诗轻薄骂人，亦长舌疗早夭，报应不爽②如此。

黄生嘉玉，吴县人，患疫复苏云：死后至一城，繁华与世无异，但黑暗无光，忽闻官至，仪从甚盛，是顾文康公，公与玉父有旧，玉少时曾识其面，便于舆旁呼之，文康命絜③之行，既达公署，宫殿壮丽，见文康与一大僚并坐堂上，阶前罪犯膝行哀啼，大僚阅籍注罪，谕云某某合与作牛犬等畜，冥吏即取诸皮分覆其身，悉化畜类。玉私询冥吏，云系生前作孽之报。大僚忽问，堂下安得有生人气？勒狱卒牵玉，文康云：吾查渠④筭⑤虽尽，但近行善事，可放还阳。令吏送出，随冷汗如雨而苏。

蜀遭献忠之乱后，瘟疫流行，有大头瘟，头发肿，赤大几如斗。又有马眼睛瘟，双眸黄大，森然挺露。又有马蹄瘟，自膝至胫，青肿如一，状似马蹄，三病患者皆不救。

---

① 格：感通也。《尚书·商书·说命下》："格于皇天。"
② 爽：《尔雅》："差也。"
③ 絜：《说文通训定声》："絜，假借为挈。"《集韵》："挈，提也。"
④ 渠：《集韵》："吴人呼彼称，通作渠。"
⑤ 筭：数也。《集韵》："选，数也。或作筭。"

松峰曰：大头瘟，方书各有治法。至于马眼瘟，似肝脾湿热所致。盖肝开窍于目，而黄色属脾，为湿热所郁蒸也。马蹄瘟之青肿，似肝肾流毒所致。依此立方施治，或不甚差，再正高明。

休宁赵朝奉泛海回，忽热病死。同伴弃之海岸，径返。赵某被海风一吹，复苏。见海天浩荡无人，乃拨榛莽，历盘曲，上至山椒①。见一大寺，入拜众僧，恳求收卹②。数月，赵问僧曰：止见众师早餐，至午不见，何也？僧曰：赴施主斋去。赵求一携往观，僧乃令入偏衫大袖中，立即腾空，移时闻鸡犬人烟。有一家道场，聚众僧宣疏，为已故赵某修斋、礼忏，乃其子为父周忌追场荐也。赵动念，欲传信厥家，知其尚在。僧已默知，因语赵曰：我等皆罗汉，因汝素积善，故带汝来。随出赵袖中，置屋脊上，僧忽不见。赵家睹屋上有人，梯视，乃朝奉也。举家惊喜，实出意外。赵乃依海中寺形，创建大庙，额曰建初，现在休宁城内。

松峰曰：海风寒劲，砭人肌骨，热病之清凉散也，况与积善汤同服，宜其瘳矣。

杭州凤仙桥，一人以炮鳖为业。买鳖生投沸汤中，惨死之状，见者无不恻然。既熟，刮肠剔骨，煎和五味，香及数家。由此获利多年。后忽染瘟疫，初则缩颈，攒手足，伏于床上，数日后，伸手爬娑，宛如鳖形，后又爬于房内，渐出堂中，家人禁之，辄欲啮人。将死，爬至街市，盘旋宛转，曲尽鳖态，往来观者，皆知炮鳖之报。七日身体臭烂而死。

昆山唐顺泉，其父已死十三年矣。一夕，魂忽归家，附其第三媳云：余今已为金神宁济候从者，颇知冥间事。吾家无大罪，止以汝母及童男少女，或倾溺器，或大小便，不洗手辄即

---

① 山椒：山顶也。《汉书·外戚付》："释与马于山椒兮，奄修夜之不阳。"
② 卹：同"恤"。

上灶，灶神上告天曹，故特降兹合家疫症。犹幸修醮，少解其愆①，然污灶之罪，俱系汝母承当，止有两月在世矣。至期重感疫而没。

昆山诸生②郄鼎，岁饥施粥，全活甚众。其夏疫疠大作，鼎病剧气绝，恍在万顷波涛中，沉溺下坠，忽闻风雨雷电，见甲士万骑，拥一神人，人首龙形，鼎哀恳救援。神曰：子生平无大罪，无恐。余当救汝。乃振动鳞甲，水势分开，鼎少苏，因③请问施粥一事。神曰：俱有案卷，已达帝所。随有侍从开卷④呈阅，神曰：子名在内。命将士送至新秋大石桥，曰：从此去即归家矣。及归，闻眷属悲号，言气绝一昼夜矣。病寻愈。时妻与子亦垂危而皆瘳。

昔，城中大疫，有白发老人，教一富室合药施城中，病者皆愈，而富室举家卒免于疫。后有人见二疫鬼过富室之门而相谓曰：此人阴德无量，吉神拥护，我辈何敢入哉。

松峰曰：阴德无量，诚祛疫之良方，世人所当著眼。

江西□府泰和县瘟疫大作，有医者视病，中夜而归，忽遇神人，骑马导从而来。医拜伏于地，神至前叱云：汝何人也？对曰：医士。神曰：汝今治病用何药？对曰：随病寒热轻重，用药治之。神曰：不然，天一⑤类（三字疑有错误），用香苏散好。医如其言，试之皆效。

神授香苏散

香附（去皮，炒）　紫苏（各四两）　陈皮　甘草（各一两，生）

共为末。每用三钱，水一盏，煎七分，去渣热服，日三服。

---

① 愆（qiān 牵）：过失，罪过。
② 诸生：明清时，指已入学之生员。
③ 因：原缺。据三让堂本补
④ 卷：原缺。据三让堂本补。
⑤ 一：《续名医类案》卷五作"医"。

戒荤腥酒肉，神效。

松峰曰：随病寒热轻重用药，诚医家之要诀，不但治瘟疫已也。至于此方，乃温中达表，解散风寒之剂，瘟疫门从无用处，但神授如此，或更有义蕴耶。

庾衮，字叔褒。咸宁中大疫，二兄俱亡，次兄毗，复病疠气方盛，父母①诸弟皆出于外，衮独不去，父母①强之不可。亲自扶持，昼夜不眠，其间又扶柩哀号弗辍。十余旬，疫渐消歇，家人乃返，毗疾差，衮终不染。

松峰曰：孝弟②之人，天之所以佑之者如此。

临川人入山，得猿子，持归，猿母自后随至家。此人缚猿子于树上，猿母便搏颊③向人，欲乞哀。此人竟不能放，将猿子击杀之，老猿悲鸣自掷而死。此人破老猿腹视之，肠皆断裂矣。未半年，其人家疫，一时死尽灭门。

直隶省南皮县弓手张德乎，以健勇擒捕有获，然多诬平人，因瘟疫死。半岁，墓中忽有声，人报其子往视，则墓已穴露其面，破墓欲出之，则身变白蛇。子惊问曰：何为异类？父曰：我以枉杀平人，故获此报。

宋缙云未达时，元旦出门，遇恶鬼数辈，问之曰：我辈疫鬼，散疫人间。云曰：吾家有乎？鬼曰：无。曰：何也？曰：君家三世隐恶扬善，后当贵显，予辈何敢入。言讫不见。

太湖居人皆事屠罟④，独沈文宝举家好善，且买物放生。遇瘟疫时行，有人见众瘟鬼执旗一束，相语曰：除沈家放生

---

① 父母：《搜神记》卷十一作"诸父兄"。
② 弟：《广雅·释亲》："弟，悌也。"
③ 搏颊：《太平广记》卷一百三十一及《搜神记》卷二十并同。《广雅·释诂》："搏，击也。"
④ 罟：同"罟"。

行善外，余俱插旗。未几，一村尽瘟死，独沈阖家获免。

　　江北有五人南渡，其舟子素奉关帝甚虔，梦帝谕云：明晚有五人过江，莫渡之，我今书三字于汝手心，若必欲渡，等彼下船时，付之一览。舟子如其言，将手中三字捻紧。向晚，果有五人趁船，舟子随将手放开一照，五人忽不见，遗竹箱一，启视，尽往江南行疫册籍。舟子至吴下，传写其手中三字：籲、癏、癕。识者知是符识。凡黏三字于门者，皆不染瘟疫。

松峰说疫卷之二

诸城刘奎松峰著辑

男秉锦濯西述较

福山刘嗣宗南瑛参阅

表侄李逢虞谨庵录

论 治

瘟疫名义论

古人言诸瘟病者，多作温热之温。夫言温而不言瘟，似为二症，第所言与瘟病相同，则温、瘟为一病也明矣。后人加以疒字，变温为瘟，是就病之名目而言，岂可以温、瘟为两症乎。其曰春温、夏温、秋温、冬温，总属强立名色，其实皆因四时感瘟气而成病耳。其曰风温、湿温、温疟、温暑者，即瘟病而兼风、湿、暑、疟也。

其曰瘟毒者，言瘟病之甚者也。曰热病者，就瘟病之发于夏者而言耳。至于晚发之说，更属不经。夫冬月寒疬之气，感之即病，那容藏于肌肤半年无恙，至来岁春夏而始发者乎？此必无之理也，而顾①可习而不察欤！至于疫字，《传》以民皆疾解之，以其为病，廷门阖户皆同，如徭役然。去彳而加疒，不过取其与疾字相关耳。是则瘟疫二字，乃串讲之辞，若曰瘟病之为疬疫，如是也，须知疫病所该甚广。瘟字原对疫字不过。瘟疫者，不过

---

① 顾：《汉书·周勃传》："今据一小县，顾欲反耶。"师古注："顾，犹岂也。"

疫中之一症耳，始终感温热之疠气而发，故以瘟疫别之。此外尚有寒疫、杂疫之殊，而瘟疫书中，却遗此二条，竟将瘟疫二字平看，故强分瘟病、疫病，又各立方施治，及细按之，其方论又谩①无差别，殊少情理，断不可从也。吁！瘟疫二字尚不明其义意，又奚以治瘟疫哉。

疫病有三种论

《传》曰：疫者，民皆疾也。又曰：疫，疠也，中（去声）人如磨砺伤物也。夫曰民皆疾而不言何疾，则疾之所该也广矣。盖受天地之疠气，城市、乡井以及山陬②海澨③所患皆同，如徭役之役，故以疫名耳。其病千变万化，约言之则有三焉。一曰瘟疫。夫瘟者，热之始，热者，温之终，始终属热症。初得之即发热，自汗而渴，不恶寒。其表里分传也，在表则现三阳经症，入里则现三阴经症，入腑则有应下之症。其愈也，总以汗解，而患者多在热时。其与伤寒不同者，初不因感寒而得，疠气自口鼻入，始终一于为热。热者，温之终，故名之曰瘟疫耳。二曰寒疫。不论春夏秋冬，天气忽热，众人毛窍方开，倏而暴寒，被冷气所逼，即头痛、身热、脊强。感于风者有汗，感于寒者无汗，此病亦与太阳伤寒、伤风相似，但系天作之孽，众人所病皆同，且间有冬月而发疹者，故亦得以疫称焉。其治法则有发散、解肌之殊。其轻者，或喘嗽气壅，或鼻塞声重，虽不治，亦自愈。又有病发于夏秋之间，其症亦与瘟疫相似，而不受凉药，未能一汗

---

① 谩：《增韵》："通作漫。"
② 陬（zōu 邹）：《广韵》："角也。"
③ 澨（shì 誓）：水滨也。《楚辞·九歌·湘夫人》："夕济兮西澨。"朱熹注："澨，水涯也。"

即解，缠绵多日而始愈者，此皆所谓寒疫也。三曰杂疫。其症则千奇百怪，其病则寒热皆有，除诸瘟、诸挣、诸痧瘴等暴怪之病外，如疟痢、泄泻、胀满、呕吐、喘嗽、厥痉、诸痛、诸见血、诸痈肿、淋浊、霍乱等疾，众人所患皆同者，皆有疠气以行乎其间，故往往有以平素治法治之不应，必洞悉三才之蕴而深究脉症之微者，细心入理，一一体察，方能奏效，较之瘟疫更难揣摩。盖治瘟疫尚有一定之法，而治杂疫竟无一定之方也。且其病有寒者，有热者，有上寒而下热者，有上热而下寒者，有表寒而里热者，有表热而里寒者，种种变态，不可枚举。世有瘟疫之名，而未解其义，亦知寒疫之说，而未得其情，至于杂疫，往往皆视为本病，而不知为疫者多矣。故特表而出之。

用党参宜求真者论

疫病所用补药，总以人参为最，以其能大补元气。加入解表药中而汗易出，加入攻里药中而阴不亡，而芪、术不能也。则年高虚怯而患疫者，有赖于人参为孔①亟矣。第参非素丰家莫能致，无已则以党参代之。夫古之所谓人参，即今之所谓党参也。故古有上党人参之号。上党者何？即山西之潞安府也。今曰上党所出者，力虽薄弱，而参性自在，其质坚硬而不甚粗大，味之甘与苦俱，而颇有参意，第较之辽参色白耳。忆四十年前，此物盛行，价亦不昂，一两不过价银二钱。厥后，有防党、把党者出，止二钱一斤，而药肆利于其价之贱，随专一售此，而真党参总格②而不行，久之且并不知真者为何物，而直以把党、防党为党参矣。岂知今之所谓把党、防党者□□□□□□□□以其捆作

① 孔：《尔雅·释言》："孔，甚也。"
② 格：《小尔雅·广诂》："格，止也。"

把，故以把名，以其形类防风，故以防名也。将此物加入瘟疫药中，又焉能扶正而除邪也哉。用党参者，必当向潞安求其真者而用之，方能奏效。但真者不行已久，闻之济宁药肆中尚有，而他处则鲜矣。此外又有明党、洋参二种，明党形类天冬而两头俱锐，洋参形似白及而其性颇凉，总不知其为何物，皆不敢用。至于药肆中，又有所谓广党者，云出自广东。夫党者，地名也。不曰广参，而曰广党，其命名先已不通，又安敢服食钦！真可发一笑也。余阅本草，云葳蕤可代人参，又阅医书，云少用无济。吾乡山中颇有此物，因掘取如法炮制而重用之，冀其补益，不意竟为其所误。服之头痛、恶心，尚意其偶然，非药之故，后竟屡用皆然，因知可代人参之说断不足信也。

治瘟疫慎用古方大寒剂论

夫古之黄连解毒、三黄、凉隔、泻心等剂，非古人之好用凉药也，以其所秉者厚，故用之无寒中之患，而获败火之功。今人所秉者薄，既不逮古，而又兼之以凿丧，若用大苦大寒之剂，其何以当之。况瘟疫之火，因邪而生，邪散而火自退矣。若用大寒之剂，直折其火，未有驱邪之能，而先受寒凉之祸。受寒则表里凝滞，欲求其邪之解也难矣。总之如黄连、黄柏、龙胆草、苦参大苦大寒等药，皆当慎用。以有生地、二冬、元参、丹皮、栀子、黄芩、银花、犀角、茅根、竹沥、童便、葛根、石膏、人中黄辈加减出入，足以泻火而有余矣。如果有真知灼见，非黄连等药不可，少者分计，多者钱计而止，不可多用。

用大黄石膏芒硝论

或曰：大苦大寒之剂既在禁例，而治瘟疫顾用三承气、白虎，何也？答曰：石膏虽大寒，但阴中有阳，其性虽凉而能散，辛能出汗解肌，最逐温暑烦热，生津止渴，甘能缓脾，善祛肺与三焦之火，而尤为阳明经之要药。凡阳狂、斑黄、火逼血升、热深、便秘等症，皆其所宜。唯当或煅或生，视病之轻重而用之耳。大黄虽大寒有毒，然能推陈致新，走而不守。瘟疫、阳狂、斑黄、谵语、燥结、血郁，非此不除。生恐峻猛，熟用为佳。至于芒硝，虽属劫剂，但本草尚称其有却热疫之长，而软坚破结非此不可，但较诸石膏、大黄，用之便当审慎矣。夫以大黄、石膏之功能，彰彰若是，较之只有寒凉凝滞之性者，其宜否不大相迳廷①也哉！此治瘟疫者之所不可阙也欤。

立方用药论

杂病用药品过多，或无大害，即如健脾者，多用白术固已，再加山药可也，再加扁豆亦可也，再加莲肉、枣肉亦无不可也。即如补肾者，多用熟地固已，再加枸杞可也，再加菟丝亦可也，再加苁蓉、首乌、芡实、杜仲亦无不可也。补药固不厌多，即杂症药品过繁，亦为害尚浅，觉其不善，速为减去，或可挽回，而瘟疫不能也。即如葛根，治瘟疫药中至和平之品，若邪在太阳，加之太早，反足以引邪入阳明矣。又如葛根与白芷，均属阳明散剂，而白芷温散，葛根凉散。白芷散阳明风寒之邪，葛根散阳明瘟热之邪。若瘟邪之在阳明，用葛根而再用白芷，必然掣肘，恐不似他症用药繁多之帖然无事矣。所以瘟疫用药，按其脉症，真知其邪在某经，或表或里，并病合病，单刀直入，批隙导窾②，

---

① 廷：通"庭"。

② 批隙导窾：喻处事中肯要也。隙或作"郤"。《庄子·养生主》："批大郤，导大窾。"《释文》："批，击也。郤，间也。窾，空也。"

多不过五六味而止。至于分两之重轻，则在临时，看其人之老少虚实，病之浅深进退，而酌用之，所以书内记载之方，大半止有炮制而无分两，欲以变通者，俟诸人耳。

疫症繁多论

余于疫症，既分三种，曰瘟疫，曰寒疫，曰杂疫，三者具而疫症全矣。然犹未也。忆某年，一冬无雪，天气温和，至□□春不雨，入夏大旱，春杪①即疫疠盛行。正瘟疫殊少，而杂疫颇多，有小儿发疹者，有大人发疹者，有小儿疹后而患痢、患泄泻者，有大人患痢、患泄泻者，有先泻而后痢者，有先痢而后泻者，有泻痢而兼腹胀痛者，有胀痛而不泻痢者，有泻痢既愈，迟之又久而复作者，有瘟症既愈，迟之又久而复作者，有复作而与前不同者，有腹胀而不痛者，有痛而不胀者，有不思饮食者，有单发热者，有先瘟症而后不语者，有肿头面者，有周身长痛者，有长疖者，有霍乱者，有身痒者，有患瘟症而兼泄泻者，城市乡井，缘门阖户皆同。此岂达原饮一方所能疗欤！其治法亦与平常患泻痢、胀痛等疾亦异。此皆杂疫之类也。要之，杂疫无病不有，惟无咽膈、梦遗之为疫病者耳。

治疫症最宜变通论

世之重疾，无逾风、劳、臌、膈。而四者之治，总有蹊径可寻。如风症止真中、类中二条，真中殊少，治法无多，止有类中，亦不过气血亏损而已。故张景岳恐人认作风治，特立非风一门。究其治法，惟大补气血而止。劳症即云难治，亦不过阴阳、

---

① 春杪：杪，《说文》曰："木标末也。"引申为时节之末。春杪，即暮春。或曰"杪春"。

水火、气血、先天、后天，视其何者亏损而补益之。臌胀有驱水理气之殊，噎膈止润燥养血之法。惟至于疫，变化莫测，为症多端，如神龙之不可方物①。临症施治者，最不宜忽也。瘟疫尚好治疗，识其表里，已得大纲，即有变现杂症，如斑汗、发黄之类，皆易捉摸。即杂疫如所谓诸瘟、诸痧、诸挣等症，各具疗法，亦易施治。唯乙巳年，民之所患并非奇疾怪症，不过痢疾、泄泻、肚腹胀痛等病，有何难疗？执意用平日治此疾法治之，半皆不应。或二三人同患一症而治法各异者，施之此人而效，施之彼人而又不效矣。或有一人患是症而愈，而复作者，其治法又异，施之前次而效，施之后此而又不效矣。若非具慧眼卓识，而窥见垣一方者，岂能人人而济之乎！盖必深明乎司天在泉之岁，正气客气之殊，五运六气之微，阴阳四时之异，或亢旱而燥热烦灼，或霖雨而寒湿郁蒸，或忽寒而忽暖，或倏晴而倏阴，或七情之有偏注，或六欲之有魇情，或老少强弱之异质，或富贵贫贱之殊途，细心入理，再加以望闻问切，一一详参，庶病无遁情，而矢无妄发。至于治法，千变万化，随宜用药，莫可名言。故仲景曰：瘟疫不可先定方，瘟疫之来无方也。旨哉斯言。疫病一门，又岂一百一十三方所能尽哉！是在留心此道者，神而明之可耳。

抄复论

凡治伤寒、瘟疫，医者最重初次得疾，至于抄复，谓死者盖寡，每视为最轻而谩不经意焉。盖谓抄复之病，人身之经络、脏腑皆前次瘟邪所曾经传遍之所，则此番不过由熟路而行，故邪气易出也。古人原有此论，岂知此第语其常也。独瘟

---

① 方物：犹言识别也。《国语·楚语·下》："民神杂糅，不可方物。"韦昭注："方犹别也。物，名也。"

疫盛行之时则不然，盖是时疫气所积者厚，即无气食劳损之因，尚有重感疠气而复者，更有前番余邪稍有未净，再酝酿滋蔓而抖然自复者，是天地之邪与人之气血胶固充塞，郁勃纠纷，故复至三四次尚有陨命者矣。慎毋以其复而忽之。

仅读伤寒书不足以治瘟疫　不读伤寒书亦不足以治瘟疫论

伤寒者，为寒所伤，其来也有因，故初感总以汗散为主。若瘟疫并非因寒而得，不可以治伤寒之法治之。非惟麻、桂不用，即羌活、十神等汤亦非对症之药。所谓读伤寒书不足以治瘟疫者此也。至于瘟疫变现杂症之多，几与伤寒等。吴又可《瘟疫论》中，仅有斑、黄汗、狂等数条，至于《伤寒》中之诸汗、诸痛、诸血症，以及谵狂、渴烦、惕瞤、瘛疭、不语、摇头、大小便等症之方论，瘟疫中可以裁取而用之者，正复不少也。然必斟酌尽善而后可是，总在人之学力见解，而非口说之所能尽矣。所谓不读伤寒书，不足以治瘟疫者如此。

读伤寒书当先观阳症论

伤寒书率皆将阴阳二症参错并举，倏言阳症而用硝、黄，又倏言阴症而用桂、附，推作者之意，虽相提并论，而其中分析，原自了然，若曰阳症若此，而阴症则如彼也。读者不善体会，随将阴阳二症搅作一团，故有谓一人之病，有忽阴而忽阳者，有谓病在阳经为阳症，传人阴经为阴症者，有谓阴阳错杂而难分者，种种支离，不可枚举。即不出乎此，亦视阴症为世所长①有，与阳症参半，故临症每将阴阳二字交战于心，而迄无定见。无怪乎

①　长：《广雅》："常也。"

用药差错，而误人性命也。欲除此弊，莫若分读，先习传经之阳症，将直中阴经之阴症，暂行缓看。盖阳症明，而习阴症自易易耳。何者？阳症头绪繁多，变现百出，至于阴症，并无传变，治法无多，易学易疗，当黜之杂症门中，与暑、湿、霍乱、诸中等疾为一类，则自无阴阳误治之弊。

舍病治因论

吴又可书中，有舍病治药①之论，此第知其一耳。而抑知瘟疫之有所因者，更作一说之所能尽也。盖有因食、因酒、因痰、因惊、因郁、因气、因思水不与、因饮水过多、因过服凉药、因误服温补、因服诸药错误、因信巫祝担搁，种种因由，未可更仆②，皆当暂舍其所患之瘟，而求其弊，以治其因也。食宜消之，酒宜解之，痰宜化之，惊宜镇之，郁宜开之，气宜顺之，水宜行之，寒宜温之，热宜凉之，再佐以治瘟疫之药始得，作全抛而舍之之谓也。更有兼食、兼饮、兼痰、兼水等症，而卒难得汗者，治法略同。但又当以治瘟疫为主，而治兼之药佐之矣。总之，务要寒热温凉之不差，脏腑经络之不惑，方可以起死人而肉白骨也。是亦在乎神而明之者。

瘟疫统治八法

解毒

凡自古饥馑之后，或兵氛师旅之余，及五运之害制，六气之

---

① 舍病治药：按标题为"舍病治因"。
② 未可更仆：言事物之繁多。《礼记·儒行》："遽数之不能终其物，悉数之乃留，更仆未可终也。"

乖违，两间厉气与人事交并，而瘟疫始成焉。人触之辄病，症候相同，而饥寒辛苦之辈感者居多，年高虚怯之人感之偏重，是皆有毒气以行乎间。此毒又非方书所载阳毒、阴毒之谓。未病之先，已中毒气，第伏而不觉，既病之时，毒气勃发，故有变现诸恶候。汗下之后，余毒往往未尽，故有自复之患。是毒气与瘟疫相为终始者也。兹定金豆解毒煎以解其毒势，且能清热。并不用芩、连、栀、柏而热已杀（杀，音晒）矣。

金豆解毒煎（自定新方）

金银花（二①三钱）　绿豆（皮，二钱）　生甘草（一②钱）陈皮（一钱）　蝉退（去足翅，八分）

井花水（清晨首汲）煎。或再加僵蚕（浸去涎）一钱。

银花能清热解毒，疗风止渴。绿豆甘寒，亦清热解毒之品，兼行十二经，祛逐疫毒，无微不入。甘草解一切毒，入凉剂则能清热，亦能通行十二经，以为银花、绿豆之佐。陈皮调中理气，使营卫无所凝滞。蝉退取其性之善退轻浮，易透肌肤，可散风热，开肌滑窍，使毒气潜消也。此方于瘟疫九③传中，皆可加减消息用之。

绿糖饮（自定新方）

五谷皆可入药，如白虎汤之用粳米，白术散之用薏仁，牡蛎散之用浮小麦，疏凿饮之用赤豆，阿胶散之用糯米，以及麦芽、黄卷、饴、醋等项，靡不各效其能以见于世。甚至于面合曲则称之曰神，黍酿酒则推之曰圣。取精用宏，未可更仆数矣。独绿豆

---

① 二：千顷堂本无。
② 一：千顷堂本作"二"。
③ 九：原作"十"。据本书卷四"辨吴又可疫有九传治法中先里后表"标题及《瘟疫沦·统论疫有九传治法》改。

之功能，世鲜有知者。何绿豆之寒于遇乎？绿豆性虽清凉而不寒苦，且善于解毒退热，除烦止渴，利小水，独于治瘟疫为尤宜焉。张景岳有绿豆饮，裁在新方寒阵中，虽极赞其妙，但惜加入食盐，以之治瘟，反益发渴，而绿豆之功能隐矣。今易以洋糖，则既能解毒，且兼凉散，瘟疫初终，俱可服食，乃平易中之最佳最捷方也。至于穷乡僻壤，农家者流，以及寒士征人，仓卒苦无医药，用此亦可渐次汗解，即服药者，兼服此饮，更能添助药力，以成厥功。经症未明者服之，亦总不犯禁忌，诚治瘟疫之良剂，幸毋以平浅而忽之也。

绿豆不拘多少，白糖酌加。（绿豆功全在皮，毋去之）将绿豆煮酽汤，取出，加洋糖与饮，冷热随病者之便。以此代茶，渴即与饮，饥则拌糖，并食其豆。

针刮

针法有二，用针直入肉中曰刺；将针尖斜入皮肤向上一拨，随以手摄出恶血曰挑。刮法有四，有用蛤壳者，有用磁盅者，有用麻蒜①者（惟刮臂用），有用铜钱者。凡刮，或蘸清水，或盐水，或香油。余见刮瘟疫者，则用小枣蘸烧酒刮之，刮出紫疙瘩如熟椹，随用针斜挑破，摄出血，再另刮出疙瘩挑之，刮毕挑止。原其用枣蘸酒之意，取其以火攻火固已，不如易以蓖麻油蘸刮，如无，用麻汁（捣蓖麻仁稍加水，取浓汁）更捷。余见刮挑者，往往待瘟邪入里，现谵狂等症方用之，初感即用此方，当更善也。至于瘟疫，或有咽喉诸症，则刺少商穴。（刺法穴道并见下虾蟆瘟）或体厥、脉厥等症，则刺少商穴，并十指上薄肉（靠指甲边一韭

---

① 蒜：据文义，疑为"苘"字之误。

叶宽处）当中刺之血出，如血不出，可摄出之，皆效。

刮针穴道：颈项后当中，刮一道；两旁左右大筋上，各刮一道；左右两肩软肉处（靠肩井），各刮一道；两肩下脊背上软肉处，各刮一道；脊骨两旁，竖刮（自脖下至腰）各两道；脊后胁间肋缝中软肉处，左右各刮数道；前侠旁软肉处，斜刮各一道；前胁间肋缝中软肉处，左右各刮数道。每处如刮出紫疙瘩，随用针挑破，摄血。

涌吐

吐法近今多不讲，而抑知实有奇效也。吴又可止言邪在胸膈，欲吐不吐者方用此方，而抑知瘟疫不论日数，忽得大吐，甚是吉兆，将欲汗解也。吴太史德庵宿病胃痛，痛极则吐，偶感瘟症，十余日，正危急间，又犯宿疾，胃口大痛，移时继以呕吐，困顿不止。众皆惶遽莫措，求余诊视。余曰：无妨，可勿药，有喜，不久当汗解矣。众以余言始定。至夜，果大汗而愈。盖吐中即有发散之意，彼触动沉疴而吐者，尚能发瘟疫之汗，则涌吐之功，又安可没也耶！

仙传吐法 治一切瘟疫、伤寒、伤风、伤酒、伤食，饮百沸汤半碗，以手揉肚，再饮再揉，直至腹无所容，用鸡翎探吐，吐后煎葱汤饮之，覆衣取汗，甚捷。初得病用之更宜。

萝卜子汤吐法 凡邪实上焦，或痰食气逆不通等症，皆可吐。可代瓜蒂、三圣散。

萝卜子捣碎，温汤和搅，徐饮之，少顷即吐，或吐不尽，必从下行。

又法 食盐少许，炒红，入滚水，宁稍淡，勿过咸，取半碗，渐次加增饮，自然发吐，以祛病为度。治食伤痞闷、膈痛、手足逆冷、尺脉全无，兼治冷气、鬼气、蛊毒。

又法 烧盐对热童便，三饮而三吐之，治干霍乱。

又法 治积食胸闷，不宜汗下者，淡豉、食盐，水煎服，取吐。

罨熨

《景岳全书》中有罨法，止治伤寒结胸一症。而抑知此法不第治结胸为然。凡瘟疫用药后，弗即汗解，俟六七日，应汗不汗，觉心腹中稍有闷痛等症，用罨熨之法，往往大汗而愈，是亦一瘟疫取汗之良方也。盖内通而外未有不解者。且不特此也，举凡瘟疫伤寒，诸结胸痞气，支结脏结，其有中气虚弱，不任用药攻击者，以此法治之，则滞行邪散，其效如神。并治杂症，不论寒热，胸胁心腹硬痛、版闷皆效。

罨熨法

生葱　生姜　生萝卜（如无，以子代之）

锦按：原方云葱、姜各数两，萝卜倍之。愚意不如随症加减更妙。如有表邪或气滞者，生葱为君；寒多者，生姜为君；痰食滞者，萝卜为君。泛用各等分，或葱多些亦可。

上用各数两，共捣微烂，过烂则成水难包。入锅炒热住火，用布包出一半，熨患处。冷则将锅中热者再包出熨之，轮流更换，觉透为度，无不开通，汗出而愈。

助汗

古有汗、吐、下三法，而汗居其首者，以邪之中人，非汗莫解也。吐虽有散意，尚待汗以成厥功。下之有急时，因难汗而始用。此是不论伤寒、瘟疫，而汗之之功，为甚巨矣。瘟疫虽不宜强发其汗，但有时伏邪中溃，欲作汗解，或其人秉赋充盛，阳气冲激，不能顿开者，得取汗之方以接济之，则汗易出，而邪易散矣。兹谨择和平无碍数方以备用。倘瘟疫之轻者，初觉即取而试之，又安知不一汗而解乎！

姜梨饮 治久汗不出。

大梨（一个） 生姜（一块）

同捣汁入童便一盏，重汤[①]顿服。

取汗方 用新青布一块，冷水或黄连水浸过，略挤干，置胸上良久，布热即易之，须臾当汗出，或作战汗而解。夏月极热用此法，他时斟酌用之。凡瘟症，热在上、中焦皆可用之，清热解毒，邪解而汗出，非能发汗也。

又取汗方

苍术 羌活 白矾

等分，生姜汁为丸，弹子大。每用一丸，男左女右，紧攥，对前阴处。再吃葱汤取汗。

点眼取汗方

冰片（一分） 枯矾（一钱） 粉草（钱半）

为细末，蘸无根水点眼角，先饮百沸水一二碗，点后，两手紧搬两肩，屈膝片时即汗。二三次，汗透即愈。

塞鼻手握出汗方 谵语，循衣摸床，形如醉人，且如猴像，呃逆目赤。俗云猴症，实阳毒也。

麝香 黄连 朱砂（各三分） 斑蝥（一分）

共为细末，枣肉为丸。银朱三分为衣，作两丸，用绢包，一塞鼻内，男左女右，一握手中，出汗即愈。

---

① 重汤：即将锅内盛水，复又将一盛满水的杯子放入锅中，置火上烧开，此俗谓重汤。

松峰按：此即俗云猴药也。然此名不见经传，细参其方，亦未可厚非，故亦能取效。麝香以开窍，黄连以清热，朱砂以逐邪，用斑毛之毒以攻疫毒，枣以和营卫，银朱以发散，颇有至理存焉。

葱头粳米粥　治时瘟取汗。

白粳米（一碗）　葱头（连须二十根）

加水煮粥，煮一滚，滚服取汗。（曾出汗者不用）

洋糖百解饮　治瘟疫并伤寒。

白糖（五钱）

阴症，葱汤下。阳症，百沸汤下。暑症并中热、中暍（暍，暑热也。太阳中热为暍，其症汗出恶寒，身热而作渴），新汲水下。虚症，米汤下。实症，陈皮汤下。伤食，山楂汤下。结胸，淡盐汤下。蛔厥，乌梅花椒汤下。紧沙腹痛，新汲水下。血崩，锅脐煤汤下。

掌中金　治伤寒、瘟疫，不论阴阳，已传经与未传经。

苍术　姜（瘟病用生者，伤寒用干者）　白矾（飞）　银朱（原方无此。新增入）

等分为末。先饮热绿豆浓汤，次将药末五分（五分可疑），男左女右，摊下心内，搦紧，夹腿腕侧卧，盖被取汗。

瘟疫初觉，葱白数根生捣，能饮者用黄酒，不饮者滚水冲服。

丹矾取汗方　治瘟疫。

黄丹　胡椒　白矾（各一两）　马蜂窝（五钱）

为末。葱捣成膏，手捏，男左女右，对小便处，取汗效。

桃枝浴法　治瘟疫初感，发热恶寒，无汗者。取东南桃枝煎汤，趁热浴之。

发汗散　治一切瘟疫伤寒。

雄黄（四分）　　辰砂（二钱）　　火硝（四分）　　麝香（一分）
金箔（五张）

共研极细末，收磁瓶内，无令出气。遇时疫，男左女右点大
眼角，盖被即出汗。

普救五瘟丹　专点伤寒、瘟疫。用水蘸药点两眼角一次，不
汗再点，必汗出。

冰片（六分）　　牛黄（一钱）　　麻黄（二钱四①厘）　　琥珀
（一钱五厘）　　生甘草（二钱五分）

共为细末，磁瓶收贮。

又发汗方　瘟疫始得一二日，头痛，壮热，脉盛。

朱砂（一钱）

水三盅，煎一盅，去砂饮之，盖被取汗。忌生血物。

又方　朱砂末，酒调遍身涂之，向火坐，得汗即愈。

又方　头痛、壮热、脉盛，干艾叶水煎服。

又方　生牛蒡根汁，空腹服讫，取桑叶一把，炙，水煎服。
无叶用枝。

又方　头痛壮热，生葛根汁一盅，豉三钱，水一盅，共煎一
盅服。如心烦热，加栀子一二钱。

又方　头痛、烦热，皂角烧、研，新汲水一盅，姜汁、蜜各
少许，共和皂角末二钱服。允以热水浴淋，次服药取汗。

止汗法　瘟病如大汗不止，将发入水盆中，足露于外，宜少
盖。用炒麸、糯米粉、龙骨、牡蛎煅，共为细末。和匀，周身扑
之，汗自止，免致亡阳之患。

疗瘟神应丹　（发瘟汗最速）

---

① 四：千顷堂本作"五"。

壮年人身汗泥，丸绿豆大七粒，姜一片，黄蒿心七个，水一碗煎送。（一说男病用女，女病用男。一说纯用男人。存参）

除秽

凡瘟疫之流行，皆有秽恶之气，以鼓铸其间。试观人瘟疫之乡，是处动有青蝇，千百为群。夫青蝇乃喜秽之物，且其鼻最灵，人所不闻，而蝇先闻之，故人粪一抛，而青蝇顿集，以是知青蝇所聚之处，皆疫邪秽气之所钟也。更兼人之秽气，又有与之相济而行者。凡凶年饥岁，僵尸遍野，臭气腾空，人受其熏触，已莫能堪，又兼之扶持病疾，敛埋道殣，则其气之秽，又洋洋而莫可御矣。夫人而日与此二气相习，又焉得不病者乎！使不思所以除之，纵服药亦不灵，即灵矣，幸愈此一二人，而秽气之弥沦布濩①者，且方兴而未有艾也，可不大畏乎！兹定数方，开列于左，倘瘟疫之乡，果能焚烧佩带，则不觉秽气之潜消而沉疴之顿起矣。

除秽靖瘟丹 （自定新方。将药末装入绛囊，约二三钱，毋太少，阖家分带，时时闻臭，已病易愈，未病不染）

苍术　降真香　川芎　大黄（各二钱）　虎头骨　细辛　斧头木（系斧柄入斧头之木）　鬼箭羽　桃枭（小桃干在树者）　白檀香　羊踯躅　羌活　甘草　草乌　藁本　白芷　荆芥　干葛　猬皮　山甲　羚羊角　红枣　干姜　桂枝　附子　锻灶灰　川椒　三②奈　甘松　排草　桂皮（各一钱，共为粗末）　明雄（二钱）　朱砂（二钱）　乳香（一钱）　没药（一钱，四味另研，共和）

苍降反魂香 （自定）

---

① 弥沦布濩：广而繁密之貌。
② 三：当作"山"，音讹故。

苍术　降真香（各等分）

共末，揉入艾叶内，绵纸卷筒，烧之，除秽祛疫。

宜忌

治瘟疫，虽以用药为尚，而宜忌尤不可以不讲也。不知所宜，不能以速愈；不知所忌，更足以益疾。兹特取所宜所忌者如干条，开列于下，俾病家、医者有所持循遵守，庶投剂有灵而养疴无弊矣。

房中不可烧诸香，只宜焚降真。（诸香燥烈，降香除邪）不宜见日光（太阳真火），不宜见灯光（总以火故）。卧须就地，南方即在地塘版上布席卧。（亦就阴远热之意）衣被不可太暖，宁可稍薄，唯足宜常暖。不必戴①帽。风有应避、不应避。（风能解热清凉，有涤疫之功，正疫家对症妙药，不必垂帘密室，病者言不欲见风，避之可也）不可恼怒（病时病后俱宜戒），食莫过饱（病时病后皆宜戒），尤忌鱼肉（病时病后），忌房事（病后），忌劳心力（病后），涤舌散火（蜜润刮之），愈后半月，不可食韭（食即发）。忌饮烧酒，陆路不可坐车（震动之，病增剧，不救。当宜静，不宜动）。愈后浴冷水，损心包。

符咒

盖闻河洛开灵符之源，诅祝寄神咒之意，裁在经典，炳若日星。至于释氏仙翁，则更以符咒为宗要，神而明之，可以飞升，况以之却病乎！兹取试之有效者，敬录数则，以佐药饵所不及。皆出自佛经道藏，并非邪说之可同日而语也。

---

① 戴：原作"带"。据文义改。

赤灵符

《抱朴子》曰：五①日，朱书赤灵符，着心前，祛瘟祛百病。（正月元日佩）

（赤灵符式）

避瘟神咒

唵嘛呢吽（音烘）癹（音畔）叱

遇疫疠盛行时，用朱书黄纸上，带在身边，再不时颂此神咒，可避邪疫。患瘟疫者，汗后如见鬼神，妄言不寐，用朱书此咒，佩之神效。

御瘟符咒

《太上净明御瘟经略》曰：天地无私，陶铸万物，本无善恶，世人自私，故生灾祸。饮食不忌，服链不时，善既无闻，过则可述。司罚之神，得而窥测，布此毒气。一及成疾，不悟愆尤，不能保护，反怨道咎师，其疾愈甚。大凡四时调养，务在得中，服药吐纳，以生正气。我有神符，使其佩服，合免斯难。兼有秘咒，每日能斋而诵之，神将日夜护卫，瘟毒百神皆知其为太上弟子，畏而敬之。诵至百遍，百鬼头破脑裂而散。咒曰：唵旀（音纳）暮祇混嚩（音马）嚽（音吕）斜（音歆）。

九天高明大使神功妙济真君驱瘟遣瘟消灾真符。（二十字作一句读）

书符以朱书黄素，左手五雷诀，右手举笔，咒曰：洞天赤

---

① 五：此上《抱朴子内篇·杂应》有"五月"二字。

文，丹灵耀虚，驱瘟摄毒，奉命天书，金录玉简，魑鬼悉驱，太上有敕，元君安居，急急如太虚紫清律令敕。

（避瘟符式）

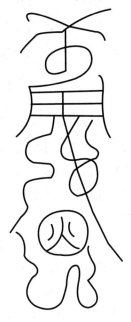

送瘟疫时灾吉凶诗

甲子送神神便去，乙丑若送损人凶。

丙寅宜向南方送，送瘟之后主兴隆。

丁卯戊辰送必凶，己巳南方千里通。

庚午辛未伤人命，壬申癸酉不回踪。

甲戌须教大难当，乙亥丙子送西方。

丁丑戊寅千里外，己卯直去不回房。

庚辰辛巳送大吉，壬午癸未送西安。

甲申乙酉与丙戌，送瘟去后不回还。

丁亥送神仍旧病，戊子己丑宜西行。

庚寅辛卯壬辰曰，送瘟①反见不安宁。

癸巳送神病不愈，甲午损人不须详。

乙未丙申并丁酉，此三日送仍还乡。

戊戌己亥主半去，庚子辛丑西不归。

壬寅送神神不去，癸卯亦吉永无危。

甲辰乙巳三口亏，丙午丁未南行利。

戊申送神神又转，己酉庚戌去无疑。

辛亥壬子并癸丑，甲寅乙卯病依旧。

丙辰丁巳不回还，戊午送来病相守。

己未送瘟损人口，莫用庚申并辛酉。

---

① 瘟：千顷堂本作"疫"。

壬戌癸亥总不宜，仙人口诀当遵守。

凡感瘟疫之家，按花甲宜送之日，有方向者，照方向用香楮送之。无方向者，随便送之大吉。

善 后

瘟疫愈后，调养之方，往往不讲，而抑知此乃后一段工夫，所关甚巨也。即如过饱者曰食复，恼怒者曰气复，疲于筋力者曰劳复，伤于色欲者曰女劳复，载在经书，世皆知之，尚有时而触犯。此外，人所最易忽者，犹有三焉，不在诸复之条者也。虽已愈多日，而气血苟不充足，犯之随有酿成终身之患者焉。一曰淫欲。凡人房事，必撮周身之精华以泄，气血未充，七日未能来复，欲事频数，势必积损成劳，尪羸损寿。一曰劳顿。或远行，或作苦，疲弊筋力，当时不觉，将来肢体解㑊，未老先衰，其苦有莫可名言者。一曰忍饥。愈后凡有觉饿，必得稍食，万毋强耐，过时反不欲食，强食亦不能化，是饥时既伤于前，强食又伤于后，中州败而肺金损，则劳嗽、脾胃之病成矣。三者人多忽之，故不可不谨。

瘟疫六经治法

太阳经

头痛热渴

太阳以寒水主令，手太阳以丙火而化气于寒水，阴胜则壬水司气而化寒，阳胜则丙火逢令而化热，故太阳以寒水之经，而易于病热。冬不藏精，相火升泄，伤其寒水闭蛰之气，火旺水亏已久，及春夏感病，卫闭营郁，寒水愈亏，故受病即发热作渴而不恶寒也。太阳在六经之表，是以感则先病。其经自头下项，行身之背，故头项痛而腰脊强。肺主卫、肝主营，而总统于太阳。太阳之经，在皮毛之部，营卫者，皆皮毛之所统辖。瘟病卫闭而营郁，法当清营热而泄卫闭。治宜凉金补水而开皮毛，元霜丹主之。

元霜丹　治太阳头项痛，腰脊强，发热作渴。

浮萍（三钱）　麦冬（二钱，去心）　元参（二钱）　丹皮（二钱，酒洗）　芍药（一钱）　甘草（一钱）　生姜（三钱，切）大枣（二枚，劈）

水煎，热服，覆衣取少汗。一方去元参、麦冬，治同。

身痛脉紧烦躁无汗

瘟疫在太阳，脉浮、头痛、发热、汗出，以风强而气不能闭也。若脉浮而紧，发热恶寒，身痛腰疼，烦躁无汗而喘促者，是寒束而邪不能泄也。盖瘟疫有汗，寒疫无汗，以风性疏泄，而寒性闭藏，卫阳过闭，邪不能泄，营郁莫达，则烦躁喘促。与伤寒同治，宜以浮萍、黄芩，清散经络之热也。

浮萍黄芩汤

浮萍（三钱）　黄芩（一钱）　杏仁（二钱，泡去皮、尖）甘草（二钱）　炙生姜（三钱）　大枣（二枚，劈）

流水煎大半杯，温服，覆衣。

烦热燥渴　（烦热燥渴与前发热作渴不同。故用白虎而不用元霜矣）

病在太阳经，未入阳明之腑，不至遽生烦渴。若阳明燥盛之人，经热外遏，燥气内应，则见烦渴。阳明从燥金化气，腑燥发作，故有燥热便难之症。今腑燥未作，胸燥先动，是以烦渴生焉。其太阳表症未解，宜浮萍石膏汤清金而解表，绝其燥热入腑之源。表症已解，第以白虎加元麦汤清燥生津。气虚者加人参以益气，因表解而阳虚，恐燥去而阳亡也。

白虎加元参汤　治太阳经罢，烦热燥渴。

石膏（三钱，煅）　　知母（一钱）　　甘草（一钱）　　粳米（一撮①）　　元参（二钱）　　麦冬（三钱，去心）

流水煎至米熟，取大半杯，热服。

人参白虎加元麦汤　治太阳经罢，气虚烦渴。

石膏（三钱，煅）　　知母（钱半，酒炒）　　炙草（一钱）　　粳米（一撮）　　人参（一钱）　　元参（二钱）　　麦冬（三②钱，去心）

流水煎至米熟，取大半杯，热服。

阳明经

目痛鼻干

阳明以燥金主令，足阳明以戊土而化气于燥金，太阴胜则阳明化气而为湿，阳明胜则太阴化气而为燥，故阳明之经易于病燥。冬水失藏，相火升，胃津槁，脾精亦亡。太阴之湿，久化阳明之燥，春夏感病，卫阳遏闭，营热郁发，土焦金燔，燥气愈盛，其经挟鼻络目，行身之前，故目痛鼻干而身热不卧。阳莫胜于阳明，燥热在经，不得泄越，迟则胃腑积热，脏阴渐枯，便伏异日危机。于其腑热未动之时，凉泄经络，以清其热，则后患绝矣。素雪丹主之。

素雪丹　治阳明身热目痛，鼻干不卧，胸烦口渴。

浮萍（三钱）　　石膏（三钱，研）　　麦冬（二钱，去心）　　元参（二钱）　　葛根（二钱）　　丹皮（二钱，酒洗）　　白芍（一钱）　　生姜（三钱）　　甘草（一钱）

---

① 撮：千顷堂本作"钱"。
② 三：千顷堂本作"二"。

流水三杯，粳米一撮，煎大半杯，去渣，热服，覆衣取少汗。呕者，加制半夏二钱。

瘟病方传阳明之经，腑热未作，法宜清热而发表。热甚者，必伤肺气，当用人参白虎汤清金泄热，益气生津，乃为妙善。（人参白虎汤见前）

目痛鼻干呕吐泄利

三阳之经，阳明为盛。足阳明从燥金化气，太阳表邪不解，经热内传，火性就燥，必入阳明。阴盛于里，而阳盛于表，腑燥未作，经燥先动，胆木逆行而贼胃土，胃气壅遏，不能容受，故呕吐而泄利。缘经邪郁迫其腑气故也。

浮萍葛根汤　治阳明经证，目痛鼻干，烦渴不卧。

浮萍（三钱）　葛根（二钱）　石膏（二钱，煅）　元参（二钱）　甘草（一钱）　生姜（二钱）

流水煎大半杯，热服。

浮萍葛根芍药汤　治阳明经泄泻。

浮萍（三钱）　葛根（二钱）　石膏（一钱，煅）　元参（二钱）　甘草（一钱）　芍药（二钱）

流水煎大半杯，热服。

浮萍葛根半夏汤　治阳明经呕吐。

浮萍（三钱）　葛根（二钱）　石膏（二钱）　元参（一钱）　芍药（一钱）　生姜（三①钱）　半夏（二钱，制）　甘草（五分）

流水煎大半杯，热服。

阳明腑证：汗出潮热谵语腹满便秘

病传阳明经，不得汗解，腑阳素旺之人，以经热郁蒸，而腑

---

① 三：千顷堂本作"二"。

热内作。开其皮毛，则见大汗淋漓，第汗愈泄而土愈焦，燥愈增而热愈盛。每申酉之交，应时发热，如潮汐不爽，是谓潮热。燥土消烁心液，故谵语。燥矢壅遏腑气，故满痛。迟则脏阴耗亡，营气郁陷，生死攸关，不可不急下也。泄以大小承气，而加养阴凉血之味，脏阴续复，营郁外达矣。

调胃承气加芍药地黄汤

大黄（二钱）　甘草（一钱）　芒硝（一钱）　芍药（二钱）生地（五钱）

流水煎一杯，去渣，入芒硝，火化温服。

小承气加芍药地黄汤

大黄（二钱）　厚朴（钱半，炒）　枳实（一钱，炒）　芍药（二钱）　生地（六钱）

流水煎一杯，温服。

大承气加芍药地黄汤

大黄（二钱）　芒硝（一钱）　厚朴（钱半，炒）　枳实（一钱，麸炒）　芍药（二①钱）　生地（六钱）

流水煎一杯，去渣，入芒硝，火化，温服。不下，再服。

少阳经

胁痛耳聋

少阳经以相火为主令，足少阳以甲木而化气于相火，须则下蛰而温肾水，逆则上炎而刑肺金，故少阳经最易病火。瘟病寒水失藏，相火炎蒸，已旺于衰废之时。春夏感病，卫闭营郁，热盛火发，势当得令之候，愈极重赫。彼少阳伤寒，二阳在表，三阴

---

① 二：千顷堂本作“一”。

在里，阳盛则热，阴盛则寒，少阳居表里之半，是以往来寒热。至于瘟病，三阴经气从阳化热，故但热而无寒也。其经自头下项，络耳循胁，行身之侧，故胸胁痛而耳聋。火曰炎上，炎上作苦，故咽干而口苦。相火内郁，则刑肺金。甲木内郁，则克胃土。外无泄路，势必焦土流金而入阳明。当以清凉和解之法，散其炎烈。红雨丹主之。

红雨丹　治少阳胸胁疼，耳聋，口苦咽干。

柴胡（二钱）　黄芩（一钱）　芍药（一钱）　甘草（一钱）丹皮（一钱）　元参（半钱）　生姜（二钱）

流水煎大半杯，热服，覆衣取微汗。

三阳经络皆受其病，而未入于腑者，法应汗之，但瘟病与伤寒、伤风，寒暄异气，不宜麻桂辛温，滋以清润之剂，凉泄经络燥热，方是瘟病汗法。其伤在卫气，而病在营血，营郁发热，故用丹皮、芍药，泄热而凉营也。

目眩耳聋口苦咽干胸痛胁痞呕吐泄利

瘟疫阳明经热不解，则入少阳之经，少阳在二阳之里，二阴之表，阴盛则传太阴之脏，阳盛则传阳明之腑。少阳者，入腑入脏之门户，瘟疫营郁热盛，火旺木枯，故但传胃腑，而鲜入脾脏。传胃则木邪逼土，腑气郁遏而生吐利，是宜清散经邪，杜其入腑之路也。

小柴胡加花粉芍药汤　治少阳经目眩耳聋，口苦咽干，胸痛。

柴胡（三钱）　黄芩（二钱）　半夏（钱半，制）　甘草（一钱）　生姜（二钱）　芍药（二钱）　天花粉（二钱）

流水煎大半杯，热服，覆衣取微汗。

大柴胡加元参地黄汤　治少阳经传阳明胃腑，呕吐泄利。

柴胡（二钱）　黄芩（一钱）　半夏（二钱，制）　芍药（二[①]钱）　枳实（一钱，麸炒）　大黄（二钱）　生姜（二钱）大枣（二枚，劈）　元参（一钱）　生地（二钱）

流水煎大半杯，温服。

三阳传胃

瘟病经热不解，外泄无路，断无但在经络，不传胃腑之理。此自然之层次，则宜用攻泄。盖胃土燥热，必烁脏阴，其肺、脾、肝、肾精液，久为相火煎熬，益以燥热燔蒸，脏阴必至枯竭。是当滋其脏阴，泄其腑热，勿令阳亢而阴亡也。白英丹主之。

白英丹　治阳明腑病，谵语腹满，潮热作渴。

大黄（三钱）　芒硝（一钱）　炙草（一钱）　枳实（一钱，炒）　厚朴（钱半，姜汁炒）　元参（二钱）　麦冬（四钱，去心）丹皮（二钱）　芍药（二钱）　生地（三钱）

流水煎大半杯，热服。

阳明戊土，位居三阳之长，阳盛之极，必皆归宿阳明而入胃腑。瘟疫三阴脏病，悉以胃热为之根本，虽曰五脏六腑皆受病，而阳明胃腑实其纲领也。其里热发作，不拘在何脏腑，总以泄胃为主，而兼清本部。但肠胃未至燥结，则第滋脏阴，不须承气。即燥结未甚，亦当俟之经尽之后，腑邪内实，始用泄热滋阴之法，一下而清矣。若燥热隆盛，则不拘日数，俱可泄下，是当用伤寒急下之法，不可循伤寒缓攻之条，以其内热郁伏，原与伤寒不同也。

---

① 二：三让堂本作"一"。

三阳传胃发斑

瘟疫三阳经病，营郁热盛，势必内传胃腑，胃阳素旺，燥热感发，经腑同气，表里俱病，腑热内逼，而脏阴消烁，过经不解则危。瘟疫所最忌者，营热不能外泄。盖以卫盛而营衰，脾阴虚而胃阳旺也。若脾阴不衰，胃阳不旺，六经既遍，邪欲内传，而脏气扞格，外御经邪，热无内陷之隙，则蒸泄皮毛，发为斑点，而病轻矣。若一入胃腑，腑阳日盛，则脏阴日枯，不得不用泄法，缓则泄于经尽之后，急则泄于经尽之前。腑热一清，则经热外达而红斑发矣。

太阴经

腹满嗌干

太阴以湿土主令，手太阴以辛金而化气于湿土，阳明盛则太阴化气而为燥，太阴盛则阳明化气而为湿，故百病之在太阴皆是湿，而惟温病之在太阴则化湿为燥。以其冬水失藏，相火泄而脾阴烁，春夏感病，营郁热旺，湿气自当愈耗。其经自足走胸，行身之前，布胃络嗌，故病传太阴，则腹满而嗌干。太阴之湿夺于阳明之燥，燥亢湿枯必死。是宜清散皮毛，泄阳明之燥，而滋太阴之湿也。黄酥丹主之。

黄酥丹　治太阴腹满嗌干，发热作渴。

浮萍（三钱）　生地（四钱）　炙草（一钱）　丹皮（二钱，酒洗）　芍药（二钱）　生姜（三钱）

流水煎大半杯，热服。一方去芍药加枣，名浮萍地黄汤。治同。

少阴经

干燥发渴

少阴以君火主令，足少阴以癸水而化气于君火，阳盛则丁火司权而化热，阴盛则癸水逢令而生寒，故百病之在少阴多是寒，而惟温病之在少阴则化寒为热。以其冬不藏精，水亏火泄，春夏感病，更值火旺水虚之候。其经贯肾络肺而系舌本，故口燥舌干而渴。肾者主水，人身水火对列，水枯而火亢，则人亡矣。是宜清①散皮毛，泄君火之亢而益肾水之枯也。紫玉丹主之。

紫玉丹　治少阴口燥舌干，发热作渴。

浮萍（三钱）　生地（四钱）　知母（二钱，酒洗）　元参（三钱）　炙草（一钱）　天冬（二钱，去心）　生姜（三钱）

流水煎大半杯，热服，覆衣。一方加丹皮、花粉，去知母、甘草，名浮萍天冬汤。治同。

厥阴经

烦满囊缩

厥阴以风木主令，手厥阴以相火而化气于风木，治则木达而化温，病则火郁而生热。以厥阴乙木原胎丁火，故厥阴之经，最易病热，瘟病卫闭而遏营血，营郁是以发热。而营藏于肝，方隆冬火泄，营血已伤腾沸，春夏感病，卫闭营遏，血热更剧。其经自足走胸，行身之侧，循阴器而络于肝，故烦满而囊缩。手厥阴之火，扇以足厥阴之风，风烈火炎，煎迫营血，枯槁命殒，是宜清散皮毛，泄相火之炎，而滋风木之燥也。苍霖丹主之。

苍霖丹　治厥阴烦满囊缩，发热作渴。

浮萍（二钱）　生地（四钱）　芍药（二钱）　当归（二钱，酒洗）　丹皮（二钱）　甘草（钱五）　生姜（二钱）

流水煎大半杯，热服，覆衣取汗。

---

① 清：原作"消"。据三让堂本改。

厥阴发斑

瘟病传至厥阴，邪热斯甚，若木荣血畅，经脏润泽，营热不能内传，六经既遍，别无出路，则郁极外发而见红斑。若营虚不能透发，过时斑见而色带紫黑，营血败伤，多至不救。是宜解表凉血，使其营热发达，亦苍霖丹主之。

吴又可用达原饮治瘟疫，善矣。但瘟之愈，终由汗解，往往有下后而仍自解以汗者，是瘟疫之需汗也，恐急矣。因思能发瘟疫之汗者，莫过于浮萍，其性凉散，入肺经，达皮肤，发汗甚于麻黄，本草载之详矣。间尝以之治瘟疫，辄效。后又质诸北海老医黄玉楸，颇与余意合。用之数年，历有成效，始敢笔之于书。并添三阴经治法，以补又可之所未及。第医者，意也。兹不过规矩焉已耳。但有是方，未必有是病。神而明之，则又在存乎其人矣。

瘟症杂症治略

盖闻粗举其凡曰略，瘟疫中杂症亦复不少，而略之可乎？是盖有说焉。吴又可《瘟疫论》中已言者不载，伤寒杂症门中治法，可以裁取通融者不载，未曾经验与剿袭①他人者不载。除此四者，虽欲不略而不能矣。盖未敢师心也，无庸多赘也，若讳言略而详之，是为画蛇添足。

衄血

衄血症治多端，伤寒书中亦详哉其言之矣。瘟疫衄血治法，凡可以取用伤寒门者，皆不采入。兹第论汗散一条。仲景治太阳风寒在表而致衄者，用麻桂以汗之。然又论曰，衄家不可发汗。

---

① 剿袭：同"抄袭"。

二者似乎相反，而海藏解之，则谓衄家不可发汗者，盖为脉微也。若脉不微而浮紧、浮缓者，又当发散之矣。盖衄家之发散，散其经中之邪，使不得壅盛于经，迫而妄行。是麻、桂原非止衄之药，而其邪得散，则不治衄，而衄自止矣。至于瘟邪在表，而致衄者，不唯麻、桂不可服，即苏、芷、防风，亦无所可用。羌、柴性升，衄时似亦不宜。惟服绿糖饮（见前），往往取效。或加鲜姜数片，红枣数枚（去核），更妙。盖绿豆清凉而非苦寒之品，洋糖发散而无升举之虞。再加姜、枣以调和营卫，而表岂有不解者哉！且散而不升，而亦岂有稍防于衄者哉！

或服不即汗，于煮豆时，再加浮萍二三钱。

吐血

衄出于肺，行清道。吐出于胃，行浊道。衄血之热在经主表，吐血之热在腑主里。血之存于胃中者，为守营之血，守而不走。诸阳受热，当汗不汗，热毒深入于中，其血为火所逼而上逆，随从肺窍出于咽而为吐矣。亦有蓄血上焦而吐者，瘟疫患此，始终一于为热。实者，犀角地黄汤，稍虚者，黄芩芍药等汤加减出入，便可奏效。仲景治坏病篇麻黄升麻汤，虽治阴阳错杂之唾血，但不善用之，反致害事。至《金匮》之升麻鳖甲汤，虽李玔云此方治疫疠时症，但用升麻，似非吐血者所宜。愚意，凡吐衄等症，药性之升者，总在所禁也。

蓄血

血症应分为三等，衄、唾、吐、呕为上部，血结胸为中部，蓄血下焦为下部。夫血何以能蓄也？吴氏曰：病在太阳，当汗不汗，则瘀血在里，必血结也。《活人》云：失汗而热蓄在里，热化为血，其人善忘而如狂，血上逆则善忘，血下蓄则内急。吴又可曰：瘟疫失下，邪热久羁不泄，血为热搏，留于经络，败为紫血，溢于肠胃，腐为黑血，便色如漆，大便反易，合此二说，而蓄血之义始尽。盖病在太阳失汗，热蕴于中，血为热所搏，始流经络，继溢肠胃，则当下矣。斯时又失于下，邪热久羁不泄，瘀于下焦，故少腹硬满急胀，皮见青紫筋，则蓄血之症成矣。其见症则有喜忘，如狂发狂，小便自利，□□大便色黑，谵妄燥渴，脉沉实结，皆蓄血之候。医者诊视，便当揣其少腹硬满而痛，即问其小便。若小便不利，是津液留结，可利小便。（此层倍）若小便自利者，即是蓄血矣。若太阳病，有热结膀胱（太阳本经）而如狂者，症之轻者也，宜桃仁承气汤。（此层又倍）若阳明病，有蓄血而喜忘者，病之甚者也。抵当汤难用，可代以承气之类，加桃仁、红花、归尾等破血之物。或兼虚者，以玉烛散之类下之，则蓄血去而病痊矣。

上所言者，道其常也。余有一孙，名河，方十四五岁，感瘟疫二十余日不解。诊其脉，空虚而弱，不任寻按，亦并无喜忘如狂等症，但终日昏睡不清醒，按其腹，虽觉微痛，亦无硬满急胀等候。医有议补者，余力持其不可。伊时余方料理儿病，未暇及孙，亦未服药，静候数日，突欲大便，随下紫血数斗，顿然清醒，此时方知其为蓄血。若当时一用补剂，则立毙矣。足见治瘟疫者，只知其常，而不知其变，犹作文看书之死于句下也。可不慎哉！笔之以俟高明者。

斑疹

斑疹二字，非以色言，以形言也。故发斑有红、紫、黑色之殊，而皆以斑名。点与皮平，绝不高起。其曰蚊迹者，状红斑之成点者也。曰锦纹者，状红斑之成片者也。疹则其形高出皮肤之上，大者若北方之高粱米，小者若小米，亦有红紫二色，而黑者殊少，较之发斑稍轻。又有白疹发于卫分，形如苋种，色白，破之，中有清水。凡发此者，最吉，是邪从疹散也。斑疹形色已尽于斯。先以斑论，总因邪毒不解，留于血分所致。如当汗不汗，则表邪不解；当下不下，则里邪不解；下之早，则邪陷不解；当清不清，则火盛不解；当补不补，则无力不解。（瘟疫少见）或阳症而误温补，则阳亢不解；阴症而误寒凉，则阴凝不解。（瘟疫无此）不解则直入阴分，郁而成热，以致液涸血枯而发，乃营卫俱剧之症。凡汗、下、温、清俱不解，及足冷、耳聋、烦闷、咳呕者，便是发斑之候。鲜红者，吉；紫者，五死一生；黑则十死一生。并忌稠密成片。凡斑既出，脉洪数有力，身温足暖者，易治；脉沉小，足冷，元气弱者，难治。凡已出未出时，切忌妄投寒剂，并忌饮冷，恐伤胃气作呕吐。又忌香臭薰触，又不可妄发汗、妄攻下，虚其表里之气，其害尤甚。若脉弱者，或先有房事，要在审问之。凡治瘟斑，必细审人之虚实，症之表里，脉之有神无神为要。吴又可发斑条，只有下之一法，奚足以尽其变哉！成氏言，发斑者，戒发汗。而张景岳则以邪自外入者，仍自内出。凡脉数无汗，表症俱在者，必须仍从汗解，以犀角地黄汤为治斑要药，而以成氏不可汗之说为非。愚意成氏之所谓不可汗者，指麻、桂、紫苏而言，非指犀角地黄汤也。

发黄

瘟疫发黄，惟阳明与太阴两经有之。黄者，土之正色。二经俱属上，故发黄。盖外不能汗，内不得小便，脾胃之土为热所蒸，如合曲然，故发外为黄。若小便利，则热不内蓄，故不能变黄。其有别经发黄者，亦由脾胃之上受邪也，但黄色不一。寒湿之黄，身如薰黄，色暗而不明。热盛之黄，如橘色、黄柏而明，汗出染衣，此其辨也。而其致黄之由亦不一。有蓄血在下焦发黄者，有湿热郁积于内发黄者，有因寒湿发黄者，有因下之太过变成阴黄者，有不因下而太阴经中（去声）湿之阴黄者。惟瘟疫之黄止湿热、蓄血两条。瘀热发黄，脉浮滑坚数，其症则头汗际颈而还，腹微满，小便不利而渴者是也。瘀血发黄，脉微而沉或结，其人如狂，小腹急结硬满，小便自利，大便黑者是也。至于发黄而体如薰，直视摇头，鼻出冷气，环口黧黑，皆不治。

斑黄并发 (秉锦补)

凡伤寒、瘟疫变现诸症，相兼者多，惟斑黄二症少见同时而发者。□□□□□□□□□□□□从兄秉钦，病发黄，旋即发斑。余往诊视，甚觉骇异。以其素虚，随用托里举斑汤、茵陈五苓散，二方中采择加减服之，斑黄并治，冀可奏效。服一剂，次早战汗，后斑黄并退，其病豁然，随名其方曰斑黄双解散。兹录于下，以备采择，因扩而充之。或斑甚而黄轻者，则以治斑为重，而以治黄为轻；或黄甚而斑轻者，则以治黄为重，而以治斑为轻。又或有先斑而后黄者，有先黄而后斑者，有发黄而兼发疹者。斑黄之症不一，巧妙之治各殊。参伍以尽其变，错综以尽其神，左右逢源，是在业医者因时以制宜耳。

斑黄双解散 (自定新方)

茵陈　猪苓　茯苓　泽泻（盐水洗，焙）　　炒栀　生地　甘草　白芍　当归（酒洗）

善怒

凡病人恒多焦躁，此其常也。惟瘟疫之怒与凡病之焦躁不同。其症或因人语言之稍有拂逆，或细事之偶然不谐，在平时可以嬉笑处之，而兹则入耳便怒不可解，心中暗恼不休，至昏聩时，返将所怒之事，从谵语说出而弗自觉也。又或有靡所触忤，偶忆往事可恼者，亦时时发怒，能令心腹郁闷胀塞，与懊侬相似而实不同。盖懊侬，方书中解之谓郁郁然不舒，愦愦然无奈，比之烦闷而甚者是也。系下后之症，且无所忤而自生者。兹善怒，则不论曾否汗下，日日如斯，甚有瘟病已愈，而此症仍在者，必俟能起坐如平时方止。将谓此症不由肝胆，而肝胆实司怒之经，将谓其怒尽由肝胆，而肝胆不任其疚。何者？肝胆之瘟邪退，而其怒仍在也。惟投以理气之剂，而郁闷稍舒。然虽舒，或有所触而其病复发矣。有似于阳厥而又非也。书言阳厥怒病发狂者，因阳气暴折而难决，故善怒，病名阳厥。盖阳气暴折，故郁而多怒，治以铁落饮加辰砂少许，取金能生水之意。且铁性沉重，最能坠热开结云云。夫曰阳厥者，必有四肢厥逆之症，方可以厥名。曰怒病发狂者，是狂而不仅于怒矣。而兹则不厥不狂，心中暗恼，而不自禁也，因名之曰善怒。虽心腹郁结难支，然未见有以此殒命者。惟专治其瘟，瘟愈而怒自已矣。或投以铁落饮，视其兼症，而加减出入之，庶可奏效也。

狂

狂之为病有三，而阴症不与焉。经曰：重阳则狂。又曰：邪入于阳①则狂。诸经之狂，总阳盛也。

一曰发狂。盖阳明多气多血，阳邪入胃腑，热结不解，因而发狂。其症则妄起行，妄笑语，登高而歌，弃衣而走，踰垣

---

① 阳：原作"阴"。据《素问·宣明五气》改。

上屋，呼号骂詈，不避亲疏，数日不食。皆因阳明邪热上乘心肺，故令神志昏乱。如此是为邪热已极，非峻逐火邪，不能自已。故但察其面赤咽痛，潮热噎气，五心烦热，唇肿口哕，发黄脉实，形如醉人，大便硬结或腹满而坚，有可攻等症，则宜以大承气、六一顺气等汤，凉膈散，消息出入下之。再甚则为阳毒，斟酌施治。如无胀、满、实、坚等症，而惟胃火致然，则但以白虎汤、抽薪饮等，泄去火邪自愈。一曰如狂。或当汗不汗，或覆盖不周而不汗，入阳之邪，无从而出，故随经入腑，小腹硬满，小便自利，下焦蓄血，经所谓热结膀胱，其人如狂。是特如狂而未至于狂耳，宜桃仁承气下之则愈。一曰火邪惊狂。其或薰熨迫汗，灼艾烧针等治不如法，令人烦躁、起卧不安是也。此伤寒中事，瘟疫门原无薰灼治法，故无此变症。至于狂乱而兼小便自遗，直视，汗出辄复热，不能食，舌卷囊缩，皆难治。

抽薪饮

黄芩　石斛　木通　炒栀　黄柏　枳壳（麸炒）　泽泻（盐水炒）　甘草

水煎冷服。热在经络者，加连翘、花粉；在血分、大小肠者，加槐花、黄连；在阳明头面，或烦躁便实者，加石膏；在下焦，加胆草、车前；在阴分，津液少者，加二冬、生地、白芍；便结，加硝、黄。

循衣摸床

瘟疫而至循摸，势亦危矣，而治之得法，亦有生者。其一由阳明里热之极者。盖阳明胃也，肝有邪热，而移于胃，故现此症。胃主四肢，而风木乃动摇之象，是循摸乃肝与胃腑邪热所致也。脉滑①者生，涩者死。如有下症，宜用承气等汤。其一由用火劫汗而然者。小便利者生，不利者死。（利则肺气犹降，膀胱犹能化气，而肾水未枯也）余曾见一人患瘟疫，不时循摸，询之，谓曾用火罐将胃口乱拔，冀其作汗，变现此症。遂用寒凉和解之药而愈。盖未现下症，第因火劫所致，清之即愈。亦有不因火劫，不因吐下后而有是症者，总宜清凉和解。伤寒书中，亦有指循摸为虚极，而用微补、峻补者，瘟疫未曾经过。

谵语讝语

伤寒谵语、讝语，解者纷纷。考其字义，谵语者，不论痞寐，乱言独语，如见鬼状。因胃热上乘于心，心为热冒，则神识昏乱，错妄如此，俗谓之说糊话者是也，热之轻者也。甚则狂语不休，骂詈喊叫，昏不识人，而热则深矣。讝语者，乃合目自言，寤而自止，较之谵语则更轻矣。此谵讝二字之分也。谵语向入阳明门，以余之所阅历，二阳皆有，而阳明居多耳。亦有初得病而即谵语者，更兼昏不识人及不能食，其病必重。若无此症，或睡则讝语，而寤则清醒，或寤时偶为讝语，而有时止歇，其病则轻矣。谵讝之由，又自不同。有邪在表者，有邪入里者，有邪在半表半里者，有表虚里实者，有汗后者，有下后者，有蓄血者，有燥屎者，有邪入心经者，有合病、并病者，有过经者，有亡阳者。当察其兼症与脉、与色、与声、与人之虚实，始得其病情也。此专讲邪热之症，亦间有汗下后用补者，而阴寒不在此例也。脉和易愈，短则死。身微热，脉浮大洪者生；逆冷，脉沉微弱细急者死。或气上逆而喘满，或气下夺而自利，皆为逆候。

---

① 滑：原作"清"。据《伤寒论·辨阳明病脉症并治》改。

二便不通

二便虽出于二肠，莫非皆肾之开窍也。有因热结大小肠，以致津液不行，热无以泄者，由此而谵妄发狂，发黄发斑等症随焉，宜苦寒下之。有因过汗亡阴，热耗津液，以致小便秘涩，而大便燥结者，宜润剂通之。若止小便闭者，行大便则小便通，徒利小便无益。再者，瘟疫利小水，冀邪热由之而泄，但利之太过，反致大便燥结者有之，不可不知。

休息泻

自古痢以休息名，罕闻泻而休息者也。有之，自余阅历始，此则不系之以瘟，而系之以疫矣，盖因发时无少长皆同也。其病自长夏至秋皆有，且有自夏徂①秋而不愈者，始终并无瘟疫表里等症。有兼胀者，有不胀者，食则不减，而最恶饮水，意其为湿也。而其时甚旱，经岁不雨，不知湿从何来。泻时日数十行，不治终不遽止。长夏炎热，烁石流金，投以健脾温补之药始痊。阅数日而复作矣，间或痊可，再阅数日而又作矣。缠绵不已，有至数月者。询其复作之由，半因吃生冷与饱食所致。戒以只食七八分饱，服药月余，则不复作。患此绝少不起者，然病体支离，莫可当矣。

下利（即泄泻）

瘟疫而见下利，病亦不轻矣。大抵属寒者三，热者七，湿则其仅见者也。而吴又可《瘟疫论》中协热下利等说，单以热论，

———————————

① 徂：往，到。

不亦偏乎？第瘟病下利之属寒者轻浅，自不得与冬月感寒，与直中阴经者同日而语也。其属寒者有三。一则感原无大热之瘟病，而过用凉药，因致瘟不除，而泻又作，此时宜舍病治药，只得先温其里，里温泻止。而瘟病不除也，再解其表。瘟病原无汗法，斯时，仍用和解疏利，视其邪在某经，细心施治。治之而邪仍不解，必其先此下利时，有伤元气，阴亏营枯，不能作汗，此时又宜平补滋阴。用熟地、当归、白芍、炙草，再佐以白术、山药、莲肉，气滞者加陈皮，有寒者加煨姜，不寐者加制半夏、茯神，呕恶者加藿香，调理施治，则自然汗解而愈矣。或见其大便不实，恐下利复作，于前药中再重用茯苓、制首乌、白扁豆等药，消息施治，无不获效。一则因大下后而泄泻者，亦因元气亏损，气血伤败，或宜健脾，或宜补肾，或宜补气血，或宜淡渗，或宜固涩，视其病之轻重，人之虚实，而调治之。一则有不因服凉药与攻下，而自利者，或因岁气之偏，时气之戾，司天在泉之殊，致饥馑旱涝之触忤，感而成病，初觉亦头痛身痛，身热发热，自汗微恶寒，继则突然泄泻，却无谵语郑声昏冒，舌苔燥渴斑黄等症。其脉既不洪数，亦不细微，投以达原饮，而利益甚。投以元霜、素雪等丹，而利不除。此症原无大热，乃瘟疫中之变局，问其渴，则恶饮水，视其舌，并无黄苔，知其非热利无疑，总以健脾补肾为主，而以利水佐之。此之补肾却不用热地，又恐其滑肠，尤忌当归，惟用大首乌、菟丝、山药、茯苓、白术、苍术、白扁豆、人参、陈皮、炙草等药，消息施治。此时反以下利为本，而瘟疫为标。盖泄泻不止，则元气日亏，表邪益不能解。若下利止，纵有表邪，再于补药中带和解施治，况经此大泄，瘟邪亦不能逗留矣。再者，下利虽有表症，不可发汗，恐走津液，而胃益虚，必成胀满，当先治利，利止内实，正气复，邪自解，得微汗而愈。盖下利为内虚，若发其汗，则内外皆虚，变症出矣。仲景《伤寒论》三阳合病，皆能自利，有发表、和解、攻里之殊。瘟病原无发表之说，至于攻里，则用凉药。夫凉所以除热也。则试言下利之属热者。热下利必有兼症，或有口苦咽干，唇焦舌燥，谵语烦渴，尿赤目赤，潮热等症。则或用寒凉，或用攻下，通因通用，在在①所必施。总之，下利不过寒热两端，视其兼症，皎若列眉。其因于寒者，口无燥渴，甚则恶饮水，恶寒，小便清白，脐下多寒，身虽热，手足逆冷（此症寒热皆有），粪色白或淡黄，完谷不化，有如鹜溏，澄澈清冷，腥臭，脉不洪硬，且无力。至于蜷卧闭目，向壁卧，引衣自盖，出言微细，不欲见明，面如刀刮等症，则系冬月严寒直中阴经之候。瘟疫下利虽寒，亦无此矣。其因于热者，发热烦躁，欲饮水，口燥渴，小便黄赤（寒症亦有），更兼涩而不利（寒症则无），脐下热，泄出作声，所下如垢腻奇臭，其色青黄赤，酱色，黑色，后重，得凉药则止，得热药则增。其脉则洪数浮滑弦大盛强，以此辨寒热，万不失一。治各不同，医者宜审。

头汗

头汗总为邪热上壅，而阳气内脱者间或有之。头为诸阳之会，三阴经不上头，故无头汗，所以头汗属阳经。凡遍身有汗，谓之热越，若热不得越，而上蒸阳分，阳气上冲，津液上凑，故但头汗出也。其兼症如太阳之热结在里，阳明之被火劫，与邪在半表半里之往来寒热，及热入血室，与虚烦水结胸，发黄蓄血等症，俱是热不得越。治法，或散或和解，或清或下，除其邪而病

---

① 在：详此文义，疑衍。

自愈。至气脱头汗，则多以妄下伤阴，或克伐太过，或泄泻不止，以致阴竭于下，阳脱于上，小水不通，而上见头汗，则大危矣。《活人》以头汗出者慎下，而张景岳治头汗条，有用承气者，始阅之，疑其相背，细看始知其皆是也。《活人》之慎下，指五脏干枯，胞中空虚，津液少者而言。景岳则以便结腹胀痛，而头汗者，宜承气以下之也。视头汗之兼症，而下与否殊施耳。至于有表邪，脉紧数，而头汗当散者，宜小柴胡及诸柴胡饮（见《景岳全书》新方散阵中）。有火邪，脉洪滑，内多烦热，而头汗当清者，宜白虎汤、益元散之类，此治头汗之大概也。

盗汗

睡则卫气行于里，内有伏热，其在表之阳气不密，故津液得泄，热蒸于外，腠理开而盗汗出。醒则气行于表，而盗汗止矣。杂病盗汗，责在阴虚；瘟疫盗汗，总邪在三阳所致。三阳经俱有盗汗，而邪在半表半里者居多，故总以和解为治。观仲景论三阳合病之盗汗，而归重于但欲眠睡，热在胆经可知矣，小柴胡汤主之。

自汗

卫气护卫皮毛，禁固津液，不得妄泄。邪气干之，则不能固卫于外，由是津液妄泄，而自汗出焉。瘟疫之自汗，与他症异，多有感而即患自汗者，则自汗竟属瘟疫中常事，较之头汗、盗汗等反轻矣。当专治瘟邪，邪退而汗自止。但亦有表里虚实之异。有邪在经而汗在皮毛者，非真汗也。有汗后邪虽稍减，犹未尽痊者，又未可因汗而谓其必无表邪也。须因脉症而详察之。其在表者，当于达原饮中，加三阳经表药以疏利、和解之。在里者，下之、泻之、清之。至于杂症，亦多有自汗者，各有本门，兹不赘。汗下后虚极，表邪尽去而自汗者，方可用补，稍有表邪，辄误补，则大害。

无声

方书多将失音与不能言，合为一症。岂知失音者，舌仍能转运，而喉中则寂然无声也。不能言者，或舌强不能转运，或喉中格格难出，而其声自在也。余以无声解之，自难与不能言者混呼矣。瘟病无声，十不救一，所谓热病喑哑不言，三四日不得汗出者死也。此症总由瘟邪入脏，热气冲塞燔灼所致。然析之，仍有数条。有因邪热冲心，心气耗损而然者，宜清心降火，用生地、麦冬、川贝、花粉、连翘、竹沥、天竹黄、竹叶、黄连、犀角之属。有因火烁肺金，不能宣布者，宜清肺降火，用黄芩、川贝、牛子、栀子、柿霜之属。有因热痰壅塞而气闭者，宜清痰降火，清痰则川贝、蒌仁、胆星之属，降火则诊视其火在何经，择用本经凉药，并加入本经化痰之品，而兼用枳壳、陈皮、橘红、佛手等理气之剂。□□□□□□□□□□□□□□□□□□□□□□□□□□□□□□□□□□□有因失于解散，邪伏肺中者，当解散之。盖肺形如钟，悬而叩之则鸣，倘卧钟而实以泥土，断无鸣理，肺之窒塞亦犹是也。邪窒既散，则空灵而响发矣。宜前胡、防风、水萍、苏叶、桑白皮、陈皮、淡豉、生姜、葱白之属。（此症系失音之轻者）此皆失音之类也。至于不能言，亦有数条。有因风热壅盛，咳嗽声哑者，以消风降痰之剂治之，用前胡、防风、陈皮、兜铃、姜、葱之属，此症之最轻者。又有太阳发汗已，身犹灼热，名风温。脉寸尺俱浮，自汗身重，多眠鼻塞，语言难出，宜萎蕤汤。又有狐惑症，唇上生疮，咽干声哑者。又有少阴症，咽中生疮者。又痉症口噤不能言者。当于伤寒与杂症门中求之，是皆不能言之类也。又经曰：人之猝有忧恚而言无音者，何道之故？曰会厌者，音声之户也。（会厌乃气喉之蔽，以掩饮食，使不错入气喉）寒气客于厌，则厌不能发，发不能下，至其开阖不致，故无音云云。此又以寒客经络而致不语者。热邪流入经络，亦或有此理，然不经见，姑笔之以俟高明者。

二沥汤

竹沥　荆沥　梨汁

如无梨汁，即以西瓜汁代之；如无荆沥，止用竹沥亦可。等分和匀，病急不拘时服。此治瘥后失音者，未瘥前服之总效。

囊缩

囊缩为足厥阴肝经受病，因热极筋枯，而燥缩也。再看其大小便结，发热引饮者，急用大承气下之。若无下症而脉浮者，宜汗，缓者宜和。六七日，脉微浮微缓，是有胃气，胃不受邪，将作寒热，则大汗解矣。阴症而囊缩者，不在此例。

结胸

吴又可《瘟疫论》中，止有胸胁腹满一症，而抑知结胸痞气，瘟疫中皆有之，且不因误下而成者更多也。论曰：太阳病表未解，医反下之，膈内拒痛，心下因硬，则为结胸。又曰：从心下至少腹硬满而痛不可近为结胸，皆大陷胸汤主之。夫曰膈内拒痛，是胸胁间事。曰心下硬，则兼胃之上脘而言也。曰从心下至少腹，则又兼满腹而言矣。盖表邪传里，必先胸以至心腹耳。第大结胸最重，小结胸次之，痞气则又其次也。经又曰：病发于阳而反下之，热入因作结胸，病发于阴而反下之，因作痞。而成氏释曰：发热恶寒，发于阳，无热恶寒，发于阴。夫无热恶①寒，似指寒邪直中阴经之症。随来陶张②二氏之驳，驳之诚是也，而阴阳二字，总未得真解。故有谓伤风属阳，而伤寒属阴者，有谓在表属阳，在里属阴者，纷纷聚讼，随成千古之疑团。愚意以为，何必尽推敲阴阳二字于闲处错意。不论大小结胸，以及痞气支结，皆属于郁，郁而未有不结者，总以开郁为主，而痞结自散矣。又当审其兼症，诊其脉理。气郁者，顺之调之；血郁者，行之破之，痰郁者，化之吐之；表郁者，散之和之；里郁者，攻之下之；热郁者，清之；寒郁者，温之（瘟疫无寒，或过服寒凉药，或汗下后）；食郁者，消之；水郁者，利之。而治痞结之能事尽矣。至于仲景用大陷胸汤，治误下之结胸，想古人所秉者厚，故误下而复用陷胸，不至为害。至陶氏则心知其未稳，故有上焦乃清道至高之分，过下则伤元气之论。然尚未敢深驳。惟张景岳则云：伤寒本病有不因误下，而实邪传里，心下硬满，痛连少腹而不可近者，此大陷胸汤所宜也。至于太阳、少阳表邪未解，因下早而成结胸者，若再用大陷胸，是既因误下而复下之，可乎？不若以痞满门诸法，酌轻重而从双解，或用葱熨法，以解散胸中实邪。此余屡用而屡效等语，虽大翻仲景之案，然明白洞达，有至理存焉，真长沙之功臣，结胸之宝筏，最稳最捷者也。且外熨法不特治结胸为然，遇瘟疫用药弗效，俟六七日，应汗不汗之期，觉心腹稍有痞闷疼痛，用葱熨法（见前罨熨），往往大汗而解。至于陷胸等汤，一概不录。

呃逆

瘟疫呃逆不止者，大是凶候。余在长安治贺水部莲友，患瘟

---

① 恶：原作"无"。据文义改。
② 陶张：此指陶节庵、张景岳。

发黄，而兼呃逆，用承气辈加茵陈与服，大便行而黄渐退，惟呃逆不止，更兼喘而痰壅，众皆谓不治。适得鲜花粉数枚，大如臂，捣烂少加水，滤汁数碗，外用前胡、枳壳、橘红、香圆、柿蒂，煎出，兑花粉汁频服，一昼夜服尽，呃逆稍止，瞬息复作，又令其仍将前药再作一剂，入碗内，用箸一双，十字加于碗上，令病者自持碗，于箸之四空处，每空吸药一口，圆转挨次吸之，持碗不得换手，一顺吸去。（此泛常饮水治呃良方，以以①之服药，冀其获效）服后觉渐轻，然时作止，又迟二三日始愈。若诿之不治，不几误人性命乎！再者，瘟疫打呃皆热症，丁香四逆辈，断不可用。

摇头

头为诸阳之会，阳脉有乘，则头为之动摇。经曰：诸风掉眩，皆属肝木。多因风火上乘所致，风木动摇之象也。古人治此，有灸百会、风府等穴者，吾终不以为然。头之所以摇，以热极生风故耳。清其邪热，其摇自定，何必用火攻耶。又有心绝而摇头者，心绝则神去而阴竭，阳独无根，不能自主，所以摇头。

瘛疭 （音炽纵。瘛与瘈字异。疭音记，狂也。疯狗曰瘈狗）

筋急而缩为瘛。筋缓而伸为疭。或缩或伸而不止者，为瘛疭。与小儿之发搐相似，亦有嘴眼歪邪，角弓反张，有类于发痉与中风者，皆瘛疭之类。此症多属于风，风主动摇也。而致此之由不一。有瘟病热极而生风者；有其人本虚，因汗下后血虚而然者，有因汗后，冒风而然者；有汗下后，因惊恼而然者；有风温

----

① 以：详此文义，疑衍。

被火而然者。此症绝少。大抵此症，热极生风只一条，而虚者有数端。虚者投以寒剂，立见危殆。若未经汗下，只因风火相扇者，当平肝木，降心火，佐以和血之药。盖心属火主脉，肝属木主筋，火为热，木生风故耳。药则用羌活、防风、全蝎、僵蚕、柴胡、天麻、生地、麦冬、白芍、丹皮、当归、川芎之类。如热甚，黄连、栀子、胆草、黄芩，俱可酌用。有痰者，加蒌仁、胆星、竹沥。若汗下后，稍涉虚弱，或冒风，或因惊、因气恼而瘈疭者，断不可用寒剂，养血祛风汤主之。至于汗下后多日，传变而为瘈疭，以及出汗露风，汗出不透，与被火劫等瘈疭，俱载伤寒门中，兹不赘。

养血祛风汤（自定新方）

熟地　当归（酒洗）　白芍（酒炒）　川芎（酒洗）　半夏（制）　僵蚕（泡去涎，焙）　天麻（酒蒸）

生姜、大枣为引。若虚甚者，加人参；有风者，酌加羌活、白芷、柴胡、防风。

渴

瘟疫鲜有不渴者，故弗可以不讲也。邪在表则不渴，在里则渴。三阳虽亦有渴症，但不如三阴之甚也。故太阴腹满嗌干，少阴口燥舌干而渴，厥阴则消渴矣。（饮水多，而小便少，热能消水故也）瘟病之渴，一于为热，初传则热微而渴微，传深则热甚而渴甚，但未有不见兼症而独渴者。施治当先问其所饮欲冷欲热，欲多欲寡。（饮多饮冷属热）更须审其表里经脏，曾否汗下。于瘟疫初起及九[①]传与六经治法中，细寻症脉，斟酌用药。第治其瘟邪，而渴自除矣。倘不

---

① 九：原作"十"，据本书卷四"辨吴又可疫有九传治法中先里后表"之标题及《温疫论·统论疫有九传治法》改。

应，当于伤寒发渴条中采取施治。所最要者，饮水常使不足，毋令有余。不甚渴而多饮，则悸动支结，喘咳，饲（同噎），哕，肿满泄泻，小便不利诸症起矣。然又不可禁饮。凡瘟症有欲愈而思饮者，盖得水则能和胃气而汗解也。禁饮多致闷乱不救。

腹痛

瘟疫虽属热症，而腹痛则有寒热之殊，但热则其常，而寒则其变也。寒痛多有所因，或服凉药过多，或不宜用凉药而妄投，或姿意大食生冷物，或汗下后正气虚而感寒，皆能致痛。或因病中恼怒气滞，积食者亦有之，无故而痛者绝少。即有之，亦必因腹素有积，因瘟病而触发之者也。凡腹痛，但将凉水与饮而试之，若饮水痛稍可者属热，痛剧者属寒。若绕脐硬痛，大便结实，烦满而渴，气粗噫气者，皆属燥屎与实热痛也，急用承气等下之。因食积痛者，更有恶食恶心，噫气腐臭等症，治亦同。若小腹硬痛，小水自利，大便黑，身目黄者，属蓄血，亦用寒剂加行血药，下尽黑物自愈。凡实热痛，必脉来沉实有力。若微弱者，仍当详审，从缓治之。若饮水愈痛，或时绵绵微痛，不甚亦不止，重按则愈，肠鸣泄利，澄澈清冷，口吐苦涎，此为寒痛，当用温药和之。和之不已，而或四肢厥冷，呕吐泻利者，急用热药救之。（瘟病殊少此症。如有，必因过服凉药生冷，感寒）但须详脉之有力无力。如腹痛而兼身大发热，恶饮水，呕恶，肠鸣如流水声，此表热（邪热）内寒也，先温其里，次解其表。

短气

短气者，气急短促，不能相续，似喘①非喘，似呻吟而无声

---

① 喘：原缺。据三让堂本补。

也。有实者，虚者，在表者，在里者，水停心下者，或失于汗下，或汗下后虚极，皆能令人短气。补泻误用，甚于操刃，当详察脉症而治之。又有素虚人，汗下后，失于调补，以致忽然似喘，出言微弱，少气，脉仅二三至，沉细如发，甚至无脉，此虚极短气，非真喘也。急宜温补，缓则不救，作喘治必死。汗下后，过用刻消之剂而见此者，治亦同。总之，短气者，表里、虚实、寒热皆有，但虚者较多，当合脉与兼症而细参之。

瘟疫兼暑

瘟疫兼暑，最难分晰。盖暑病之在表者，有头痛烦躁，肌体大热，脉浮气喘，口干面垢，自汗，手足逆冷，名暑厥，搐搦名暑风，昏不知人为中暑。其症最易与瘟疫表症相混。暑病之在里者，有呕逆泄泻，心腹痞闷，或兼胀痛，又最易与瘟疫之在里者相混。惟于少气、倦怠、大渴三症，辨其为暑。第瘟疫亦发渴，但瘟症在表，虽渴亦不甚，必至传里方甚。至暑症，不论表里皆渴，而在表时，其渴较瘟疫之表者更凶猛殊甚也。以此为辨，庶得其情。如果系瘟兼暑症，即当用解瘟却暑之剂，亦不必拘于日期，见表治表，见里治里，又宜先治其瘟，瘟解而暑热亦从而退矣。马卯麟以五瘟丹治瘟暑，但中无治暑之剂，不过凉散，方亦未尽可用。倘遇此症，仍当于达原饮中，将祛暑之药加减出入之。至于五瘟丹，每岁冬间，预先修和备用亦可。至祛暑等方，载在暑门，兹不赘。（瘟症发热无休时，暑症发热有作止，以此为辨。若瘟与暑兼，亦难以此作准，仍当详参脉症）

瘟疫兼湿

《活人》：其人伤湿，又中于暑，名曰湿温。两胫逆冷，腹满头目痛，妄言多汗，其脉阳浮①而弱，阴小而急，茯苓白术汤、白虎加苍术汤。切勿发汗，汗之名中暍，必死。而吴氏引《活人书》曰：宜术附汤加人参、香薷、扁豆主之。《金鉴》曰：温病复伤于湿，名曰湿温，其症两胫逆冷，妄言多汗，头痛身重胸满，宜白虎加苍术、茯苓，温湿两治。若脉大有力，自汗烦渴者，人参白虎汤加白术主之。轻者十味香薷饮、清暑益气汤增损用之。按古人治法不过如斯。但《金鉴》曰：温病复伤于湿曰湿温，而《活人》则曰伤湿而又中暑曰湿温。味其义意，当遵《金鉴》为是。盖伤湿而又伤暑，只可谓之伤暑湿，而不可谓之湿温也。夫曰湿温者，是湿而兼瘟也。或先瘟而中湿，或先湿而患瘟，与暑何涉焉。第瘟疫兼湿，又最难辨。□□□□□□□□□□□□□□□□□□唯于一身尽痛，痛极且不能转侧，恶饮汤水，目中视物皆红黄，身目色微黄，而无谵妄等症者，辨之始得。而湿症之中，又有湿热、寒湿之分，总宜白术茯苓汤。湿热者，小便赤涩如马溺，浑浊色白，且有烦热大便秘结诸症，宜人参白虎汤加白术主之，或四苓散、大小分清饮、茵陈饮之类，皆可择用。若天久阴雨，湿气过胜，其人脏腑虚，大便滑，小便清，乃是寒湿，宜术附汤。但瘟疫发在热时，且兼湿热者多，而兼寒湿者少，术附汤不可用。若服茯苓白术□□□□□□□等汤不应，则用除湿达原饮，分治瘟与湿，诚一举而两得也。北方风高土燥，患此者少，惟南方水乡卑湿，天气炎热，患者恒多。春冬感者恒少，而夏秋患者恒多。所宜随其时地而变通之。至于前所引《活人》云湿温切勿发汗，而《金匮要略》则云湿家身烦痛，可与麻黄加白术汤，发其汗为宜。《景岳全书》又曰：凡

---

① 浮：《类证活人书》卷六作"濡"。

湿从外入者，汗散之。将谓止中湿者宜汗，而兼温者不宜汗。何以《准绳》湿温门中，既引《活人》云不宜汗[①]，又引《金匮》曰宜汗，更引成氏云湿家发汗则愈。是湿温一门，前后又自相矛盾，殊不可解。愚意瘟疫始终不宜发汗，虽兼之中湿[②]，而尚有瘟疫作祟，是又当以瘟疫为重，而中湿为轻，自不宜发汗，当用和解疏利之法，先治其瘟，俟其自然汗出，则湿随其汗，而与瘟并解矣。或瘟解而湿仍在者，当于湿证门中求之，故治湿诸方，俱不开列。

除湿达原饮 （自定新方）

槟榔（二钱）　草果仁（五分，研）　厚朴（一钱，姜汁炒）白芍（一钱）　甘草（一钱）　栀子（五分，研）　黄柏（五分，酒炒）　茯苓（三钱）

如兼三阳经症，仍酌加柴、葛、羌活，瘟而兼湿，故去知母，而换黄柏，以燥湿且能救水而利膀胱；去黄芩，换栀子，泻三焦火而下行利水；加茯苓，利小便而兼益脾胃。三者备而湿热除矣。再加羌活等药，风药亦能胜湿，湿除温散，一举两得。（此方分两不过大概，临症加减用之）

石草散 （治湿瘟多汗，妄言烦渴）

石膏（煅）　炙草（等分）

共末，浆水调服二钱。

瘟疫兼痢

吴又可用槟芍汤，系治瘟疫之里症而兼痢者。若有外症，仍

① 汗：原缺。据三让堂本补。
② 湿：原缺。据三让堂本补。

当解表，必如喻嘉言分三次治法①，始足以尽其变。至表里俱病者，又当表里分治，总宜活变，不可胶执。惟松花散治瘟毒热痢，顿著奇效，未可以易而忽之。又按伤寒便脓血，有误发淋家汗而然者，用猪苓汤；有病在少阴者，治以桃花汤。诸说于瘟痢总不宜用。盖痢由瘟而作者，始终一于为热也。惟杂疫中痢疾，原无瘟疫之头痛身热，发热自汗，以及心腹痞满不食，谵语等表里诸症。而沿门阖户止患痢疾者，则有虚实寒热之殊，其治法亦因之各异矣。凡痢，身热脉大者难治，身热脉小者易治。

松花散　治瘟毒热痢。

松花（二三钱）

煎薄荷滚汤，入蜜调服，以愈为度，无不效者。取松花法：于四月初，看松梢所抽黄穗如麦穗者，趁硬摘取，摊在布被单上，晒干即有面落下如蒲黄。磁器收贮，伏天必晒，否则穿发②。取黄穗不可早，早则嫩而少黄面，又不可迟，迟则花蕊飞而穗成空壳矣。看其穗硬而带黄色，大如稻粒则取之。又松花和入米粉中，入白糖，可蒸糕食，甚香美，呼为松花饼。

大黄酒　便脓血，里急后重，腹痛，昼夜烦不止。大黄五钱，好黄酒一两盅，浸一宿，次日温饮。

瘟疟

凡疟寒热如期而发，余时脉静身凉，常也，以疟法治之。设传胃者，必现里症（应下之症），名为瘟疟，以疟法治者死，当以

---

① 喻嘉言分三次治法：谓"邪既入，急以逐秽为第一义。上焦如雾，升而逐之，兼以解毒。中焦如沤，疏而逐之，兼以解毒。下焦如渎，决而逐之，兼以解毒。"

② 穿发：败坏。《公羊传·宣公十二年》："古者杆不穿，皮不蠹。"注："穿，败也。"发亦败也。《汉书·高帝纪》："折木发屋。"

瘟疫法治之。此症下后，里症除，寒热独存者，是瘟减疟在。疟邪未去者，宜疏，清脾饮。邪去而疟势在者，宜截，不二饮。热在挟虚者，宜补，四君子汤。三方见疟门，不附载。

丹蒿散　治瘟疟不止。

黄丹（五钱，炒）　　青蒿（童便浸，晒干，二两，为末）

每剂服二钱，寒多酒服，热多茶服。

鹤龄枣　治瘟疫邪疟。取红枣一枚，咒曰：华表柱①。一气念七遍，望西北方取气一口，吹枣上，令病者吃之。

便蜜饮　瘴疬诸疟，无问新久。

童便（一盅）　　白蜜（二匙）

共搅，去白沫，顿服取吐，碧绿痰出为妙，不然终不除。

妊娠瘟疫

吴又可治孕妇瘟疫，用三承气兴利除害于反掌之间固已，但方中定当减去芒硝。盖芒硝乃软坚之物，用之能使胎化为水。倘痞满燥实坚皆俱，极②数用生大黄而止，否则止用熟军为妥。胎与肠胃绝不相关，大黄荡肠胃而破坚燥，未闻能下胞孕者，服之何害。至云大黄为安胎之圣药，是专为里症应下者言之。若邪尚在表者，当速散其表邪，毋使内陷，为上乘也。

罩胎散　孕妇瘟疫，恐伤胎气。

嫩卷荷叶（晒干，宜平时收贮。临时急用则烘干，五钱）　　蚌粉（二钱五分）

上共为末，每用新汲水入蜜，调服三钱，再作一剂，涂腹上。

---

① 华表柱：饰于墓前之柱。

② 极：通"亟"。《荀子·赋》："出入甚极，莫知其门。"杨倞注："极读为亟，急也。"

又方 井底泥涂足心。治孕娠时症，令子不安。

又方 用灶底中对锅脐土，研细，水调服，仍涂脐，干，再换。

涂脐散 井底泥、青黛、伏龙肝，共末调匀，涂脐上。干，再换。

黄豆煎 大黄豆六十粒，水二盅，煎一盅，取汗。病重，再一服。

妊娠热病，车辖脂、黄酒和服。青羊屎研烂，涂脐安胎。

又方 鸡子十枚，纳井中，令冷，取出打破，吞之，令胎不动。

妊娠时行并感寒，大鲫鱼一尾，烧存性，研，黄酒冲服。如无汗，腹中热痛，醋和服，取汗。

热病，葛根汁频服。

小儿瘟疫

瘟疫盛行之时，小儿如有发热等症，或可断其为疫。倘瘟疫不行之年，而小儿忽感瘟疫，于何辨之哉？亦辨之于抖然身热而已。第伤寒、瘟疫皆身热，又当细问乳母，曾否突然脱衣，洗浴入水，当风而寝等事，果实无感冒，方可向瘟疫上找寻。又必验其有目赤便赤，舌干苔黄黑，日晡潮热，谵语斑黄，或大便秘结，或挟热下利赤胶等症，方可断其为瘟疫。若妄意杂症为瘟疫，则又失之矣。吴又可专言俗医妄意小儿瘟疫为杂症者，是只见一边矣。总之，辨小儿瘟疫是极难的事。

桃叶浴法 桃叶三四两，熬水，日五六遍浇淋之。再用雄鼠屎微烧，取二枚，研，水和服。

二香散 （天行壮热）

木香（末，三分）　檀香（末，三分）

清水和服。（仍用温水调涂囟门）

瘟疫杂症简方

鼻衄

茅花汤　治衄不止。

茅花尖一把，水三盅，煎一盅服。（无花根代）

止血歌　石榴花瓣可以塞，萝白藕汁可以滴，火煅龙骨可以吹（龙骨能治九窍出血），水煎茅花可以吃，墙头苔藓可以塞，车前草汁可以滴，火烧莲房可以吹，水调锅煤可以吃。

熨法　治衄如涌泉。用草纸叠十余张，井水湿透，分开发，贴顶心，熨之即止。

炒栀吹鼻　山栀炒黑为末，吹鼻，外用湿草纸搭于鼻上，即止。成流久不止者，方可用此法。如点滴不成流者，其邪在经未除，不必用之。

又方　韭汁磨墨服，并治吐衄。（无韭用根）

愈后鼻衄不止，用青绵线，将两手中指第一节屈伸处紧扎，再用绵纸剪成一二指许宽条，叠数十层，新汲水湿透，搭于两肩头上，热则另换。又用好黄酒四五壶，令两足浸其中，立止。

滑石丸　滑石末，饭丸梧子大。每取十丸，微嚼破，新汲水送下，立止。此治衄通剂。

齿衄

椒矾饮

川椒（四十九粒，开口），白矾（少许），醋煎服。

吐血

生葛汁 取生葛根，切碎，捣烂，少加水，拧取汁，频频饮之，治吐衄血，神效。

并治阳明瘟热之毒，大效。不独止吐衄。

逐疫七宝丹 治时疫热毒，口鼻出血等症，神效。毋以其易也而忽之，兼治诸热毒并蛊毒。

人粪尖七枚，约枣栗大，烧红色，取出即入冷水中，研细，再顿服。

蓄血

生地黄汤 抵当汤丸今总难用，以此代之，甚觉和平。

生地（二三钱） 干漆（一钱，炒烟尽） 生藕汁（一小盏。如无，以大蓟一二钱代之） 蓝叶（钱半） 大黄（一二钱，生熟酌用） 桃仁（一钱，去皮，研） 归尾（二钱，酒洗） 红花（六分，酒洗）

水与藕汁同煎。原方水蛭、虻虫，今改为归尾、红花。蓄血有上、中、下之殊。上焦胸中，手不可近而痛者，犀角地黄汤。中脘，手不可近，桃仁承气。脐下小腹，手不可近，抵当嫌峻猛，此汤主之。或再加枳实、苏木，用者酌之。

发斑

黑膏 治瘟毒发斑如锦纹。

生地（二两） 淡豆豉（三两）

以猪油半斤合煎之，至浓汁，次入雄黄末五分，麝香六分，丸弹子大，白汤化一丸，未见效，再服。

青黛一物汤　通治发斑。青黛，水和服。

归葛饮　治阳明瘟暑，大热渴。

当归　葛根（鲜者更好）

水煎，冷水浸凉，徐服，得汗即愈。

又方　只用鲜葛根一味，锉碎捣汁，滤出，任意饮。大治阳明瘟疫。

玉泉散　治阳明内热，烦渴头痛，二便闭结，发斑发黄，及热痰喘嗽等症。此益元散之变方也，其功倍之。

石膏（六两，生用）　粉草（一两，生用）　朱砂（三钱）

共为细末，每酌服一二三钱。新汲水对滚水服。

治赤斑方　独脚乌桕根研，酒服甚效。

治出斑方　暑月昏沉，未明症候，恐是出丹。以生黄豆数颗食之，如不觉腥，即以生黄豆水泡。研汁一小盅，和水服。

治发斑困笃，蟾蜍（旱地虾蟆）去肠。宜去皮与头，恐有酥。生捣食一二枚，效。如不效，再带皮与头捣服。

鲇鱼头骨灰散　治伤寒瘟疫，瘾疹不能发，服此即发。

鲇鱼头骨（烧灰存性）

研细，热黄酒调服二三分。

青木香煎　治发斑疹。

青木香（一两）

水煎服，效。若腹满不得小便，用雄黄细末，蜜丸枣核大，纳溺孔中。

发斑怪症，目赤，鼻张大喘，浑身出斑，毛发如铜铁，乃热毒气结于下焦也。

白矾　滑石（各一两）

共末，水三盅，煎减半，不住服，尽效。

麦奴丸（麦奴，麦穗乌霉也） 治阳毒温毒，热极发斑，为救急良药。

麦奴 梁上尘 釜底煤 灶突墨 麻黄 黄芩 大黄 朴硝（等分）

为末，蜜丸弹子大，每服一丸，水下。

发斑赤黑，青木香一两，水三杯，煎一盅服。

斑疹出不快，钩藤钩、紫草茸等分，末，温黄酒服一钱。

发斑取汁，猪胆汁、醋等分，鸡子一枚，合煎服，汗出愈。不愈再服。

发黄

生姜退黄法 生姜捣烂，周身擦之即退。

又茵陈羹 茵陈煮食，生食亦可。并治黄。

黄宝江方 治发黄，目不识人。生葱煨热，去粗皮，用心扭汁，蘸香油点二目大小眦。

刘尚书方 治湿热发黄，昏闷不省，死在须臾。白毛乌骨鸡一只，干挦去毛，破开，去肠杂，捣，铺心头，少倾即活。

治发黄法 用麻油半盅，水半盅，蛋清一枚，搅和服。

吹鼻法 瘟疫三日外，心腹胀满坚硬，手心热，遍身发黄。苦瓜蒂七个，末。以少许吹两鼻，令黄水出，余末水调服。

蒌汁硝蜜饮 治发黄，心狂，烦热。

大瓜蒌（一个，黄的）

新汲水淘浸取汁，入蜜半合，朴硝八分，和令匀，待硝化尽，服之。

竹麦饮 治黄。

竹叶 小麦 石膏（分两临时酌定）

水煎细服，尽剂。

又方　醋浸鸡子数枚，一宿，去壳，吞其清。

又方　发髪烧研，水服，日三。

狂（凡狂热，不可掩闭床帐，务揭开放人爽气。病人如觉恶风，则不必矣）

三白饮　治热极狂乱及热不退。

鸡子清（一枚）　白蜜（一大匙，生者更良）　芒硝（酌用）

共和一处，再用凉水和服。如心不宁，加珍珠末五分。

靛青饮　治天行瘟疫，时气热毒，烦躁狂言。尚未至发狂之甚者，亦皆可服。

靛青（一大匙）

以新汲井水和服。

独参丸　治发狂不避水火。

苦参（不拘多少）

为末，蜜丸梧子大，薄荷汤下二钱。水亦可。

治狂走，鸡子壳（出过小鸡者）泡滚水服，即安。

浑圆丸　治舌黄，烦躁，狂言，发热。生鸡子吞一二枚。

又方　蚯蚓，治瘟病大热狂言。蚓粪，新汲水和服亦妙。

鹊石散　治发狂，踰墙上屋。

黄连　寒水石

等分为末。每服二钱，浓煎甘草汤，候冷调服。

铁胆饮　阳毒在脏，谵妄狂走。

铁粉（一两）　胆草（五钱）

共末，磨刀水调服二钱，小儿五分。

元砂丹　治发狂。

元明粉（二钱）　　朱砂（一钱）

共末，冷水服。

又方　胆草（末，二钱）　　鸡子清（一个）　　白蜜（一匙）

凉水化服。

黄雪膏　大黄不拘多少（炒黄为末），雪水熬如膏，冷水和服。亦治发黄。

又方　狂走见鬼。蚯蚓数条，去净泥，人尿煮汁饮，或生绞汁亦可。

又方　治狂走。瓜蒂末，井水服一钱，取吐即愈。

又方　人粪入罐内，泥封，煅半日，盖地下，出火毒，研，新汲水服二三钱。未退再服。

又方　大热狂渴。干陈人粪为末，于阴地净黄土中作小坑，将粪末入坑中，新汲水和匀，良久澄清，细细与饮即解。

醋治狂法　阴狂、阳狂皆治。（瘟疫无阴狂）于病人室中，生旺火一盆，将好醋一大碗，倾于火上，病人闻之即安。兼燥渴者，入硝半斤于冷水内，用青布一块，浸硝水中，取出搭胸上，布热再浸换，如得睡，汗出即愈。（一法用镜按身上，亦得）如兼舌出不收，将麻黄水洗净舌，用冰片、牛黄、麝香研末，点舌即收。（或止用冰片亦可）

结胸

苦参饮　满痛，壮热。

苦参（一两，末）

醋三盅，煎一盅，饮取吐。

牵白饮　心腹硬痛。

牵牛子（末，一钱）

白糖汤调服。

地龙饮 按之痛极，或通而复结，喘促狂乱。

生地龙（四条，洗净，研如泥）

入生姜汁少许，蜜一匙，薄荷汁少许，新汲水调服。若热炽，加片脑少许服，揉心下片时，自然汗出而解。不应，再服，神效。

呃逆

枳香散

枳壳（五钱） 木香（一钱）

共末，滚水调服一钱。不应，再服。

又方 四花青皮（全者，末），滚白水服一二钱。

又方 黄蜡烧烟，熏二三次即止。

痢

霜连散 治挟热下利脓血。

百草霜 川连

等分，共末。黄酒下二钱，日三。

连梅丸 噤口。

川连（五钱） 乌梅肉（三钱，焙）

共末，蜡蜜丸桐子大。服二十丸，日三。

连艾煎 治同上。

川连（一钱） 热艾（二钱）

煎服。

豉薤汤 暴痢。

豉（一两） 薤白（一握，冬用根）

水三盅，煮热，纳豉更煮，色黑去豉，分二服。

龙骨汤 毒痢，大烦渴，作热，三焦疮疐，张口吐舌。生疮，不识人，目烂。

龙骨（半升，水一斗，煮四升）

用器装，蜡封固口，沉井底，过夜取出，徐徐□饮。

又方 下痢欲死。龙骨半斤，研，水一斗，煮取五升，候冷，稍饮，得汗愈。

烦躁

苦参散 治狂躁并结胸。

苦参（末）

黄酒调服三钱。已汗、未汗者，皆可服。

花粉煎 烦渴。花粉煮浓汁饮。先以竹沥和水，入银同煮，取水冷饮，然后服此。

又方 生藕汁一盅，酌加生蜜，和匀细饮。

竹沥饮 烦躁。竹沥微温，时时少饮，厚盖取汗。

又方 治口干。生藕汁、生地汁、童便各等分，和，频饮。

浮肿

靖康异人方（靖康二年，京师大疫，有异人书此方） 治瘟疫浮肿，亦治大头瘟。

黑豆（二合，炒熟） 炙草（二寸）

水二盅，时时呷之。

锦按：此即甘草黑豆汤也。古称大豆解百药毒，甘草亦解毒之品。瘟疫乃毒气所钟，故用此方取效。方用炙草，愚意不如易以生草更妙，炙则带补矣。有一人吃菌垂死，用生草半斤，黑豆数把，浓煎大灌得生。足征其解毒之功大矣。一云冷饮方效。

头面肿，银花二两，生甘草一两，煎服。少加入黄酒亦可。

青黛饮　治两腮肿，发颐。

青黛（五分）　　甘草（二钱）　　银花（五钱）　　瓜蒌（半个）

水酒煎服。

时疾阴肿，囊茎发热，羊屎、黄柏，煮水洗之。

咽痛

干脂膏　喉闭肿痛。射干、猪脂各一两，合煎焦，去渣，冷，噙化枣大。

又方　热病咽痛。含童便即止。

哕（饮水多者）

枇杷茅根煎

枇杷叶（去净毛，炙香）　　茅根（各五钱）

煎，稍稍频饮。

腹胀（阴阳不和者）

桔梗半夏汤

桔梗　半夏（制）　陈皮

各等分，姜煎。

心悸脉结代

甘草汤

甘草（二两，生）

水煎服。

已汗不解

新生鸡子五枚，倾碗内□□□□□搅浑，以水一升，先燎滚，将子投入，少纳酱，啜之，汗出愈。

热病生慝下部有疮

盐熨　将盐熬过，俟干，包熨三次，即愈。

天时热毒攻手足肿痛欲断

猪蹄汤

猪蹄（一具，去毛）　葱（一握）

水煮汁，入盐少许，渍之。

热病余毒

渍方　毒攻手足，疼痛欲脱。稻秸烧灰存性，煮水频渍患处。

豉酒　毒攻手足，遍身虚肿。豉一握，微炒，入黄酒中，同煎服。

又方　治手足肿痛欲断。掘坑深二尺，烧热灌以黄酒，有热气腾出，速赤足穿木屐踏坑中，坑口用衣密壅，毋令泄气。

又方　治同前。黄柏数两，煮水渍之。

又方　肢痛欲脱。羊屎烧水渍，瘥乃止。或和猪脂涂。

诸复

劳复、食复欲死，并以芦根煮浓汁饮。人粪烧灰，酒服。

劳复，抱出鸡卵壳，炒黄为末，热汤和服，取汗即愈。

劳复，取头垢枣核大，啥之。

又方 头垢烧研，丸桐子大，水服一丸。初愈预防劳复法。

劳复、食复危笃，苏叶煎服，入生姜、淡豉亦可。

女劳复，卵肿或缩，白矾一分，硝三分，大麦汤调，日三服，热毒从二便出。

又方 腹痛卵肿，葱白捣烂，醋一盅和服。或酒。

又方 卵肿股痛。竹皮三钱，水煎服。亦治劳复。

又方 女劳复，发动欲死不语。栀子一二钱，炒，煎服，令微汗。亦治食复。

又方 肚痛卵肿。葱白捣烂，和热黄酒服。再以葱捣烂，炒热入醋敷肾囊。

阴阳易，少腹急痛，热酒吞豚卵二枚。

又方 治小肠急痛。肾缩、面黑、喘，不救即死。

大葱（连根七枝，葱小加倍）　　生姜（二两）

共切，黄酒煎服。仍炒葱熨气海穴，毋令冷。

又方 治热气上冲，胸烦闷，手足挛，搐搦如风者。花粉、竹茹水煎，调烧裈散服。见伤寒。（治妇人劳复）

赤衣散 女劳、阴阳易并治。

室女经布（烧灰存性，研）

热水调服，或兑药服。

又阴阳易，拘急，手足拳，小腹急，头痛不能举。雄鼠屎十四个，韭根一大握，水二盅，煎七分，去渣，又煎二沸，温服取汗，未汗再服。

又方 干姜末三钱，白汤调服。盖被取汗，手足即伸。

又方 手足甲廿片，中衣裆一片，烧灰存性，分三服，温酒下。男用女，女用男。

劳复，马屎，烧，末，冷酒服。

又方 雄鼠屎廿枚，豉酌加，水煎服。

瘟病食劳，杏仁五钱（去皮尖，汤泡，双仁者不用），酢二升，煎一升，服取汗愈。

又劳复、食复，柑皮，浓煎汁饮。

瘟疟痰甚但热不寒

用**常麦竹叶煎** 专治瘟疟热多。

常山（一钱）　小麦（三钱）　淡竹叶（一钱）

水煎，五更服，不愈再服。

山果酒 治瘴疟寒热。

常山（一寸）　草果（一枚）

热黄酒一碗，浸一夜，五更往东服之。盖卧，酒醒即愈。

又方 常山、槟榔、甘草各三钱，黑豆百粒，水煎服。名常槟草豆煎。

目暗（热病瘥后，食五辛所致）

鲫鱼臛 用鲫鱼作臛食，以明为度。

瘟症挟惊

萍犀散

紫背浮萍（晒干，一钱）　犀角屑（五分）　钩藤钩（三七个）

共末，每服钱半，蜜水调下，连进三服，出汗为度。（如要多和，药味加倍）

热病口疮成䘌（音匿，小虫）

桃枝煎 用桃枝煮浓汁，含之。下部有疮，纳入之。

热瘴昏迷烦闷饮水不止（兼治瘟疫）

地荷煎

生地（无鲜用干）　薄荷（等分）

研烂，干者入水取汁，入麝少许，井华水调服，觉心下清凉，毋再服，病笃一剂见效。

妊娠时疾赤斑变黑尿血

葱白一把，水三盅，煮热服汁，食葱令尽，取汗。

热病胎死及下胎衣

红花酒　红花入黄酒煮，饮二三盏。

寒疫

世之言疫者，将瘟疫二字读滑，随曰疫止有瘟而无寒也。岂知疫有三而瘟其一焉。尚有寒疫、杂疫二者，而人自不体认耳。兹专说寒疫。吴又可言：春夏秋三时，偶感暴寒，但可谓感冒，不当另立寒疫之名固已，但感训触，冒训犯，系人不慎风寒自取之。至于当天气方温热之时，而凄风苦雨骤至，毛窍正开，为寒气所束，众人同病，乃天实为之，故亦得以疫名也。其症则头痛身痛身热，脊强恶寒拘急，无汗（感冒所有）。或则往来寒热，气壅痰喘，咳嗽胸痛，鼻塞声重，涕唾稠黏，咽痛齿痛（俗云寒逼生火，感冒所无）。苏羌饮主之（自定新方）。

苏羌饮（治四时寒疫，历有奇效，屡试屡验。并治伤寒、伤风，可代麻、桂、青龙、羌活、十神等汤，诚诸路之应兵也）

紫苏（三钱）　羌活（二钱）　防风（一钱）　陈皮（一钱）

淡豉（二钱）　　葱白（数段）

水煎服，不应再服。初觉，速服必愈，迟则生变。

此足太阳药也。紫苏温中达表，解散风寒；羌活直入本经，治太阳诸症；淡豉解肌发汗，兼治疫瘴；防风能防御外风，随所引而至；陈皮利气而寒郁易解；姜可驱邪，葱能发汗，辅佐诸药，以成厥功。四时风寒，皆能治疗，甚毋以药味平浅而忽之。（惟不治瘟疫①）

如兼阳明症者，加白芷一钱；兼食积者，加炒麦芽、神曲各一钱；肉积者，加山楂一钱；风痰气壅，涕唾稠黏，加前胡一二钱；咳嗽喘急，加杏仁一钱（泡去皮、尖，研）；心腹膨胀，加姜炒厚朴一钱；胸臆闷塞，加炒枳壳五六分；呕逆恶心，酌加藿香、制半夏、生姜一钱；年高者，虚怯者，加人参一钱；阴虚血虚者，加热地三钱，当归一钱；脾虚者，中气不足者，加参、术各一钱。此汗散之方，故不入柴胡。若现少阳症，当另作主张，用和解之剂。（锦志）

瘟疫应用药

发表

浮萍　葛根　柴胡　羌活　豆豉　葱白　苍术　升麻　生姜　洋糖　防风　杏仁　荆芥　薄荷　青蒿　蝉退　香薷　前胡　赤柽柳（一名河西柳，一名观音柳）

攻里

大黄　芒硝　枳实　槟榔　厚朴　草果　铁落　山甲　瓜蒌

---

① 寒疫……惟不治瘟疫：据影印本衙本、三让堂本补。

寒凉

生地　麦冬　元参　栀子　黄芩　银花　石膏　丹皮　知母
菜豆　竹沥　童便　人中黄　大青　青黛　花粉　天冬　桔梗
山豆根　犀角　竹叶　竹茹　白芍（生）　连翘　牛蒡子　柿霜
梨　西瓜　荸荠　甘草（生）　茅根　雪水　冰水　蚯蚓　蚓粪
黄柏　胆草　苦参　射干　黄连　马勃　板蓝根

利水

车前　泽泻　木通　秦艽　茵陈　茯苓（赤白）　赤芍　灯
心　瞿麦　萹蓄　石韦　猪苓　淡竹叶　滑石

理气

枳壳　陈皮　橘红　苏子　青皮　佛手　柿蒂　香圆皮　金
枣皮　香附

理血

归尾　桃仁　红花　川芎　抚芎　侧柏叶　紫草　京墨
䗪虫　苏木　发灰　百草霜

化痰

蒌仁　川贝　僵蚕　半夏　胆星　桃花　牙皂　冰糖　白芥
子（亦发表）

逐邪

藿香　雄黄　朱砂　龙齿　大蒜　桃枭（树上干桃）　檀香

93

鬼箭羽　降真香　斧头木（系斧柄入铁处）　虎头骨

消导

谷芽　麦芽　神曲　山楂　萝卜子　食物灰（所积者何物，即将何物烧灰存性，研或入药，水酒冲服）

温补

熟地　当归　白术　炙草　大枣　阿胶　莲子　山药　蜂蜜（生、熟）　粳米　糯米　仓米　荷叶　百合　茯神　首乌　葳蕤　藕　黄酒　人参

松峰曰：瘟疫原无用麻、桂、苏叶等药之理，故一概不录。即瘟疫变症所用之药，亦不开载。

松峰说疫卷之三

诸城刘奎松峰著辑

男秉锦濯西述校

福山刘嗣宗南瑛参阅

表侄李逢虞谨庵录

杂　疫

葡萄疫

小儿多患此症，以受四时不正之气，郁于皮肤，结成大小青紫斑点，色若葡萄，发在遍体头面，乃为腑症。邪毒传胃，牙根出血，久则必至亏损。初起宜服羚羊角散清热凉血。久则胃脾汤滋益其内。又有牙根腐烂者，人中白散。

加减羚羊角散（此方银花、羌活、僵蚕、生地等皆可酌入）

羚羊角（末）　防风　麦冬（去心）　元参　知母（酒炒）　黄芩　牛蒡子（研炒）　甘草节　金银花

淡竹叶十余片，煎服。

胃脾汤　此汤必实有不足之症方可用，初起切勿轻投。

白术（土炒）　茯神　陈皮　远志（去心）　麦冬（去心）　沙参　五味子（研）　甘草节

虚弱自汗者，去沙参，加参、芪。

人中白散　治小儿走马牙疳，牙龈腐烂黑臭。

人中白（尿壶中白碱，煅，一两）　儿茶（五钱）　黄柏　薄荷

青黛（各三钱）　冰片（二分五厘）

共为细末，先用温汤漱净，吹药于疳上，日六七次，吹药涎从外流者吉，内收者凶。

捻颈瘟

其症喉痹失音，颈大，腹胀如虾蟆者是也，宜荆防败毒散。

荆防败毒散

荆芥　防风　羌活　独活　柴胡　前胡　桔梗　枳壳（麸炒）　川芎（酒洗）　茯苓　人参　甘草

姜、葱煎，食远服。发冷倍用葱。

虾蟆瘟

其症咽喉肿痛，涕唾稠黏，甚则往来寒热，身痛拘急，大便秘结，有类伤寒，亦与捻颈瘟相似，但以不腹胀为异。治法，凉散、和解、攻下、败毒，随症施治无不获愈。方俱散见各医书，本门不多赘。其治疗捷法，于初起时，用手在病人两臂，自肩、项，极力将其中凝滞疠气恶血，赶至手腕数次，用带子将手腕扎住，不令恶血走散，用针刺少商穴，并十指近甲盖薄肉正中处，捻出恶血则愈。（少商穴在大指外边仄面靠甲角处，摸有穴者便是）

又法，将脖项患处，口衔盐水，用力吮咂，俟其皮色红紫成片则愈。或用针将项下一挑，手捻针孔出血，密密挑捻愈。

大头瘟（外科门亦名时毒）

此症有阴阳，有可汗不可汗者。其症发于头上，并脑后、项、腮、颊与目，赤肿而痛，发热，症似伤寒。治疗散见各医书，本门兹不多赘，用前刺法亦妙。

大力子丸兼治哑瘴。

元参　连翘（去隔）　甘草　桔梗　川大黄（生熟酌用）　石膏（煅，研）　川连（酒炒）　黄芩（酒炒）　荆芥　防风　羌活　大力子（炒，研）

为末，作丸。或姜煎服亦可。

又方　僵蚕（二两，浸）　大黄（二两）

姜汁丸弹子大。蜜水和服一丸。

又方　普济消毒饮（见《医方集解》，专治大头瘟初起）。

又方　大头瘟生疙瘩及喉闭，并将疙瘩刺出血，即愈。

瓜瓤瘟

其症胸高胁起，呕汁如血①，宜生犀饮。

生犀饮

黄土（五钱）　犀角（二钱，镑）　苍术（泔浸，油炒）　川连②　岕山茶（一撮）

流水煎，入金汁和服，日三夜二。虚，加人参（盐水炒）；大便结，加大黄；渴，加花粉；表热，去苍术、黄土，加桂枝（性热，似不宜，当酌加别解表药）；便脓血，去苍术，倍黄土，加黄柏（使）；便滑，人中黄代金汁。

杨梅瘟（形似杨梅）

其症遍身紫块，忽发出霉疮者是也。用清热解毒汤下人中黄丸，并刺块出血。（霉，音枚，物着湿变色）

----

① 呕汁如血：《杂病源流犀烛·瘟疫条》作"呕血如汁"。
② 苍术……川连：原缺剂量，此下《杂病源流犀烛·瘟疫条》"生犀饮"方作"各一钱"。

97

清热解毒汤

川连（酒洗） 黄芩（酒洗） 生地 白芍（酒炒） 石膏（煅，研） 知母（盐、酒炒） 人参 甘草 升麻 葛根 羌活

日三服，夜二服。姜煎。

人中黄丸

大黄（三两，尿浸） 苍术（油炒） 桔梗 滑石（各二两）人参 川连（酒洗） 防风（各五钱） 香附（两半，姜汁浸，生用）人中黄（二两。如无，坑垢代之）。

神曲糊为丸，清热解毒汤送。如气虚，用四君子汤送；如血虚，四物汤送；痰甚，二陈汤送，热甚，童便送。

锦按：二方用参，非取其补，取其鼓舞之，以祛邪也。

疙瘩瘟

其症发碗如瘤，遍身流走，旦发夕死。三棱针刺入委中三分，出血，并服人中黄散。（委中穴在两腿屈盘当中，前对膝盖）

人中黄散

人中黄（一两） 明雄 朱砂（各一两）

共为末，薄荷、桔梗汤下二钱，日三夜二。

消毒丸 治时疫疙瘩恶症。

大黄 牡蛎（煅） 僵蚕（泡去涎，炒。各一两）

共为末，炼蜜丸，弹子大。新汲水化下一丸，无时。

软脚瘟

其症便清泄白，足重难移（即湿瘟），宜苍术白虎汤。（即白虎汤加苍术）

绞肠瘟（一名痧）

其症肠鸣干呕，或水泻，气不通则探吐之，宜双解散。有阴阳二症。

阴痧：腹痛，手足冷，身上有红点，用灯草蘸油点着，将红点焠之。阳痧：肠①痛，手足暖。以针刺少商穴，并十指尖近甲处。（刺法见前。此刺法，治诸中、霍乱、咽喉等病俱效）

阴阳水方

滚水（一盅）　冷水（一盅）

对服立愈，或加炒盐少许妙。

观音救苦丹（磨点眼角二三次，兼治咽喉诸症。含麦大一块，化咽。一切肿毒、恶疮、蛇蝎伤，津研，擦患处）。

火硝（一两）　白矾（四两）　黄丹（二两）　朱砂　明雄（各五分。以上二方兼治阴阳二痧）

共细研，匀化开，候稍冷，搓成小锭，磁器收贮听用（毋出气）。

地浆　于南墙背阴处，掘一坑，入凉水一罐缴之，再候澄清，取饮。

又方　生明矾末二钱，冷水、滚水各半盅，调服。

又方　绿豆一二升，水二三桶，熬汤，以瓮贮之，令病人浇洗。稍冷，全身入瓮中，泡透或稍愈，且毋遽出，效。

双解散（即防风通圣散。泄泻，去硝、黄；自汗，去麻黄，加桂枝；涎嗽，加姜制半夏）

防风　荆芥　薄荷　麻黄　白术（土炒，泔浸）　川芎（酒洗）
当归（酒洗）　白芍（酒炒）　连翘（去隔）　山栀（炒）　黄芩　石膏

---

① 肠：千顷堂本作"腹"。

（煅）　桔梗　甘草　滑石（末）　芒硝　大黄（生熟酌用）

《医方集解》之双解散，减去硝、黄，引用生姜、葱煎。（以上四方，专治阳痧）

鹩鹒瘟

其症两腮肿胀，憎寒，恶热。外用赤小豆、柏叶，共捣烂，水醋调敷。内服，薄荷浓煎汤，服之。

龙须瘟

其症喉硬，舌强，并牵耳中。急以针刺喉上，横七针，竖七针。朱砂，不拘多少，研。蜜一匙，入烧酒和匀，灌之。

芋头瘟

其症昏沉不食。用芋头烧灰存性，研，黄酒送下。

蟹子瘟

其症喉痛，发热恶心，痛连腮颊，头亦痛，喉旁有疙瘩，四散红丝如蟹爪，压舌针挑之。要挑爪，不可挑顶。每爪上挑一针，令血出，旋以朱砂末搽之，再含咽醋少许即愈。如刺当中顶，即为伤蟹盖，必出脓，不食而危。

板肠瘟（刮出紫疙瘩六个，即难治）

其症初发如伤寒热病，三四日小腹胀满。不治数日即死。用麻一缕，如指粗。先自两肩头刮至手腕，刮出紫疙瘩，针刺破，挤去恶血，又自两大腿跟刮至两足跟，有紫疙瘩刺破，去恶血（俱男先左，女先右），又自咽窝刮至脐下，刺法如前，即时汗愈。

胁痛瘟（一名结肋瘟，甚恶，不治数日即毙）

其症但胁肋痛。萝白切片，蘸烧酒刮痛处，出痧即愈。未愈，用豆油一大盅，铜杓熬三分之一，服之愈。又法，青布包黑矾，蘸烧酒刮痧。又法，烙香油厚饼碗口大，乘热熨痛处，冷即易，可用三四饼，饼弃勿食，忌生冷。

刺螫瘟痧

其症壮热、烦闷，遍身痛如螫刺所伤，俗名螫刺瘟，以痧治之。林月①溪患时疫，壮热，口渴，胸腹迷闷，手摩之如螫刺伤痛，遍体皆然，因放腿湾痧廿余针，毒血成流，用山甲、天虫、角刺，加活血顺气药，稍饮之而痊。

地葡瘟痧

暑热时疫，恶毒之气攻于里，则为痰喘，为血瘀。昏迷沉重，不省人事，若元气壮实，内不受邪，不入于里，即散其毒于肌肤血肉之表，为肿为胀。忌饮热汤热酒，刺腿湾痧筋并十指尖出毒血，内服**宝花散**（治痧仙剂）。

郁金（一钱）　细辛（三钱）　降香（三钱）　荆芥（四钱）

共为细末，清茶调三匙，冷服。

桃仁红花汤（治血凝结）

桃仁（去皮、尖）　红花　苏木（各一钱）　青皮（八分）　乌药（四分）　独活（六分）　白蒺藜（去刺，捣末，一钱二分）

水煎服。

---

① 月：《痧胀玉衡·刺螫瘟痧》作"悦"。

紫朴汤（治痧有食气壅盛者）

厚朴（姜汁炒） 山楂 葡子（研） 三棱 莪术 枳实（麸炒） 连翘（去隔） 青皮 陈皮 细辛

等分，水煎，冷服。

手足麻瘟

其症先少腹痛，作羊毛疔挑之，无血，随作紫疙瘩，手足麻，麻至不知人而死。急令人以足踏病者手之三关脉上（男踏左手，女踏右手），用力踏勿放，直待四肢不麻，病人自觉心头发火，方放之，自愈。若放之早，虽愈后亦缠滞。三关脉即两手寸口诊脉处。

扣颈瘟

此症仕宦幕友不可不知，倘遇患此死者，而顾执言为人所逼勒可乎？可补《洗冤录》一则。

闻之老医臧枚吉云：余髫①时闻先祖言，凡人无故自缢者，为扣颈瘟。伊时未解详问，及后遍阅方书，并无此说。辛巳年一人来言：其乡有一妇人，平日家道充裕，子女成立，夫妇和偕，忽一日无故自缢几死，救之始免。询之毫无所为，惟日郁郁不乐，藏绳袖中，无人处即自缢。罗守月余，饮食言动如常，述此求治。余因忆少时所闻，细绎其或是血弱气尽，腠理开，邪气因入，与正气相搏，不结于胁下，而结于手足厥阴，及手太阴之三脏合病者。《内经》曰：膻中者，臣使之官，喜乐出焉。今病则忧戚，可知刺疟论曰：厥阴之疟，意恐惧，腹中悒悒。又，肝疟

---

① 髫（tiáo 条）：《说文》："小儿垂结也。"千顷堂本作"少"。

者，善太息，其状若死。又，肺疟者，善惊，如有所见。疟如此，疫可类推。因处一方，用香附、郁金、雄黄为九气汤，开膻中之郁，再加二陈以开膈中之痰，更加羌活、细辛温肝逐风，鬼箭羽、丹参、赤小豆，以通心包兼泄火邪，生姜煎服。服后竟头痛，发热，身痛，瘟疫症悉具，自出其袖中之绳云：谁纳我乎？告以自缢，茫不记忆。寝疾七日，又服发汗药而解。始知此症亦系疫疠或百合病之类乎。

按：既云疫疠之疾，何不投火、赴水、刎颈，而必欲自缢乎？意或太阴邪气传厥阴，而风木太过者，故不思金、火、水，而独喜木也。缘肺金藏魄，肝木藏魂，脾土藏意智，而心君藏神，为一身之主。包络实为臣使，代心君行令，而主喜乐，今手厥阴包络先病，臣使失其喜乐之职，以扰心君之神明，君火不生土，传足太阴脾而意智不清，土不生金，因传手太阴肺而悲忧，金不平木，因传足厥阴肝而郁怒，肺金承所不胜，而木寡于畏，故风木太过。且肝之魂挟肺之魄，不安其舍，出而为祟，故喜木而自缢也。非有祟凭之，乃魂、魄、意智作疠也。或苏合丸、牛黄清心丸，当亦可用，惜未诊其脉色何如也。此症原名扣颈伤寒，然与寒疾太无涉，故改名瘟疫，而名实俱当也。

狼掐翻（有两种）

其初喉痛，旋气不通，杀人甚速。对直虎耳尖，照耳轮边用磁锋刺出血即愈。（徐乐然传）

又一种，心中不安，旋不能言，牙关紧闭，不省人事，身冷，出凉汗，以手试其两颊下有斜出一硬物碍手便是。竹箸摇开口，入指探喉，两旁有物如麦大，有单有双。并掐破出血，初病血鲜，久病血紫立愈。指顶先用盐擦。

蚰蜒翻（小儿多患此）

两目红肿，鼻流涕，日夜啼号。以针密刺太阳穴（两眉尖后），如指甲大一块，立愈。刺后以芋头捣烂，敷印堂至山根。

椅子翻

不语不食，形如呆痴。用椅子圈子拿处削下木片，煎服愈。

扁担翻

发即两肋撑胀难忍。用扁担肩挑处削下木片，煎服愈。

王瓜翻

两胁形如王瓜，胀痛。用针自咽喉挑起，从上而下密挑至脐上，横挑两肋，挑至腰脊骨而止，随挑随愈。初挑无血，渐挑即有血，挑至腰脊对头即愈，不然再发不救。（马道人传）

白眼翻

其症唯翻白眼。顶门灸三艾①。如不愈再灸三艾，即愈。

绕脐翻（一名痧，莒父岳廷臣传）

其症先绕脐痛，渐痛至满腹，旋气塞胸胁，两肋胀满，冲咽喉，气不通，不省人事，不急治即死。先以针挑两耳尖，次挑结喉下咽窝两骨尖，次挑背后肩胛骨下两骨尖，并令出血立愈。

---

① 艾：此下《绘图针灸易学》附白眼翻条有"炷"字。后一"艾"字同。

疙瘩翻

其症先寒后热，浑身发疙瘩赤紫黑色，渐至大，恶寒发热，不治即死，宜参连散。

参连散

人参　黄连（共为细末，等分）　麝香　冰片（各少许）

四味再共研，黄酒调服。外以透骨草、黄龙尾（俗名黄连一草），煎水洗之。

松峰曰：一名紫疙瘩，与前疙瘩瘟症治迥异。

麻雀挣①

其症胸背肿痛，小腹胀满，见食即呕，心中跳跃。挑两大腿腋，见血即愈。

鸦子挣

其症眼肿，浑身青紫，两胁攻心（句似有落字），大小便不通。男挑龟头，女挑鸡冠（阴户之心），出血即愈。

乌沙挣

其症两胁胀，胃口痛甚。随将病者手腕赶捻，视有紫疙瘩者，即此症也。治用大针将手腕重刺一针，起针时若见紫血喷出，痧胀随消，忌冷、白饭、绿豆。

黄鹰挣

其症肚腹搅痛，翻上翻下。治法从胳膊上赶下内中气血，用

---

① 挣：系当时民间对痧症之俗称。下同。

105

带子将两手腕扎住，各指稍抱甲肉上当中刺一针，捻出恶血即愈。

羊毛挣（一法，用青布蘸烧酒遍身擦，黄蒿水熏洗亦可汗。

又法，用手推背上二筋，撮起掐紧时许）

其症发热无汗，心内发烧，口干呕吐，前后心毛孔周围高阜（句疑有错误字），紫色三四处，即此症也。治用针挑前后心，挑患处，将羊毛剔净，蒙被出汗即愈。如不应，再用沙糖少许，生姜三片，武夷茶一撮，同煎服。忌腥冷月余，无不效。

鹁鸽挣

其症浑身发烧，解里衣体热不可当，心口一块滚上滚下，挑肚脐并两乳即愈。

乌鸦挣 （狗挣同此治法）

其症头痛，头沉，头扬，恶心，眼黑发搐，指甲先青，然后遍体皆青，上吐下泻，不能言，小腹痛，甚至无脉，身凉，如不急治，倾刻殒命。牙关如闭，速用箸摇开口，令病人卷舌视之，根下如有青红紫泡，急用针刺泡见血，用雄黄末点之，滚水和雄黄末饮之，或炮药点之亦好，被盖头出汗即愈，忌风三日。

兔儿挣

其症直走旷野，趋跳不宁。急用凉水和炮药灌之，只许走治，不许坐治。或有用湿土埋其头，使闻七气即愈者。

长蛇挣

其症腹痛打滚。先挑肚腹三针，次头顶一针，脚心三针即愈。

缠丝挣

其症腹胀痛，头痛，心翻（一作烦），前后心或有紫黄眼子，针破以醋擦之。如遍体麻木，无此痕者亦是此症。将胳膊腕、腿腕青筋针出紫血，用炒盐调滚水灌之即愈。水入姜三片亦可。

哑叭挣

其症不能言。用鞋底蘸凉水打头顶门。如孕妇患此，将顶门发分开，以手蘸凉水轻轻拍之即愈。

母猪挣

其症以头拱地，打滚。先针舌根，次将两手除大指不针，其余八指，将包甲薄肉每刺一针，捻出恶血，再用猪槽水洗手腕即愈。

老鼠挣

其症唇黑紫肿，咽喉肿痛，或胸隔膨胀。挑眉须角（须疑作鬓），见血即愈。或再挑两肩中心（句疑有错误）。

虾蟆挣

其症腹胀满或疼痛。将肚脐周围挑之，又挑小腹三四针即愈。

海青挣

其症头痛，捆头打滚。用带子扎住头，然后将眉际、眼根、咽窝、顶心各处挑之即愈。忌风三日。（眼根即大眼角）

眠羊挣

其症似睡，眉眼不开，转身疼痛发胀，喝气疼痛。治法挑尾巴骨根出血即愈。

野雀挣

其症浑身发红，或前后心有红黑紫眼，头痛，胁胀。挑腋下六针，发一针而愈（发字上下疑有落字）。用苋菜种煮水洗浴甚良。

狐狸挣

其症头痛，或干哕发呕，不思饮食，头仰，浑身出汗，张口乱呼，谵语。用针挑咽窝并前后心则愈。

猿猴挣

其症坐卧不宁，心窝胀满，口舌发青，指甲青，小腹疼。挑阴囊线即愈。

莽牛挣

其症肚胁胀痛，心痛。翻起唇来挑里边，挑唇上牙花即愈。

鹰嘴挣

其症肚胀疼，头晕，眼黑，心内胀。用白矾水灌之，再挑后心及耳稍即愈。（又方，胡椒七粒，生姜七片，陈麦糠一撮，同研烂酒煎，去渣，调四钱服）

松峰按：诸挣挑刺，随即将恶血捻出为妙。有病深重者，挑刺无血，必用手极力捻之，见血即愈。诸挣遇有口噤不开者，用乌梅揩擦牙龈，涎出即开。盖酸先入筋，木能克土，使牙关酸软则开矣。若用铁器等搅之，恐伤其齿。右诸挣症治，余得之岱宗石壁间，录而藏诸箧笥，遇患是疾者，如法施治，历有奇效。后余游秦晋于太行道中，亦见粘一纸于壁前，所见者大同小异，俱变挣为翻，盖因其方言各异耳，而症治则无殊也。因取而对较增订之，以广为流布，至其命名亦各有义意，甚毋以其涉俗而忽之。松峰再志。

赤膈类伤寒（松峰曰：是皆疫症，实非伤寒也）。

凡胸膈赤肿疼痛，头痛身痛，发热恶寒，名赤膈伤寒，宜荆防败毒散（见捻颈瘟）加蒌仁（去油）、黄连、黄芩、紫金皮、元参、赤芍、升麻、白芷。如症有表复有里而胸膈赤肿疼痛者，双解散（见绞肠瘟）加蒌仁、黄连、紫金皮。如表症已退，大便燥实，胸膈肿痛者，凉隔解毒加蒌仁、枳壳、桔梗、紫金皮、赤芍。又宜棱针刺肿处出血。如半表半里，胸膈肿痛者，小柴胡汤加桔梗、蒌仁、紫金皮、赤芍。

凉膈散

连翘（去隔） 大黄（酒浸） 甘草 栀子（炒黑） 黄芩（酒炒） 薄荷

加竹叶，生蜜煎。

黄耳类伤寒

凡耳中策策痛者，是风入肾经也。久则变恶寒发热，脊强背直如痉之状，曰黄耳伤寒。宜小续命汤加僵蚕（泡，焙）、天麻（酒焙）、羌、独，次用荆防败毒散加细辛、白芷、蝉退（去足翘）、黄芩、赤芍、紫金皮。

小续命汤

防风　桂枝　麻黄　杏仁（泡，去皮、尖，研）　川芎（酒洗）
白芍（酒炒）　人参　甘草　黄芩（酒炒）　防己　附子（制。防
己、附子少用）

解㑊类伤寒（按《素问》尺脉缓涩，谓解㑊。音亦，与此处所讲不同）

解者，肌肉解散。㑊者，筋不束骨。其症似寒非寒，似热非
热，四体骨节解散懈堕，倦怠烦痛，饮食不美，食不知味，俗呼
为瘵病。《内经》名为解㑊。其原因或伤酒中湿，感冒风寒，房
事过多，妇人或经水不调，气血不和，皆能为此，似瘵病实非瘵
病也。治宜先蘸热水打其臂膊里面，或以麻蘸水刮之，刮打必皆
令其皮红紫为度，更宜针刺十宣、委中二穴出血，当服苏合
香丸。

苏合香丸

麝香　沉香　丁香　檀香（白者）　香附　荜拨　白术　诃
子（煨，去皮）　朱砂　青木香　乌犀角（各二钱）　熏陆香　龙
脑（各一钱）　安息香（二钱，为末，用无灰洒熬膏）　苏合油（入
息香，内二钱）

共为细末，用安息膏并炼蜜丸如弹子，蜡包。用时温水化服
一丸。（丸用蜡包，不出气为妙）

瘵病类伤寒

岭南闽广间，溪毒、沙虱、水弩、射工、蜮短狐、虾须之
类，俱能含沙射人。被其毒则憎寒壮热，百体分解，似伤寒。初
发，土人治法，以手摩痛处，用角筒入肉，以口吸出其瘵毒，外

用大蒜（煨）捣膏，封贴疮口即愈。诸虫唯虾须最毒，其毒深入于骨，若虾须之状，其疮类疔肿，不治必死。彼地有鸂、鶒、鹙、鹓等鸟专食以上诸虫。故以此鸟毛粪服之，及笼此鸟于身畔吸之，其痧闻气自出而愈。

喉管伤寒

其症喉中作痒难过，吃茶酒汤水便不可救。

薄荷（二分）　麝香（一分）

为细末，吹喉。待气通吐涎碗许，然后吃陈米汤半碗即愈。

松峰按：此虽名伤寒，实疫疠之类。夫曰喉痒，似病之轻者；曰难过，则痒不可当矣。虽然何至吃茶水便不可救乎？观其待气通三字，则痒时其气已有大不通者在矣！味其言吐涎碗许，则气之所以不通，涎为之也。此症甚恶，亦世之所不轻见者。

油痧瘴

其症两胁胀满，等心疼痛，或腹内搅肠作痛，头晕眼黑，或大小便闭塞，气不通畅，命在旦夕。将绵花子油与吃试之，食之香甜不油气者，即是此症。速将绵子油令病人吃足，或用之四五两、半斤、一斤立愈，仍将油吐出不少，奇方也。

乌痧瘴

其症初中，头疼恶心，两胁胀痛攻心，不能坐卧（得此症吃黄豆不腥气者便是）。用车头油十二两，黄连三钱，乳香三钱。二味为末，用车头油共捣匀，丸梧子大，百草霜为衣，用无根水送七丸立效。愈后一日无食。忌腥冷、气恼数日。（车头油，即车毂中所积油垢，或用六两、三两、两半皆可）

哑瘴（乃山岚谿溪郁蒸之毒）

其症血乘上焦，令人昏迷，甚则发躁狂妄，亦有哑而不能言者，皆由败血瘀心，毒涎聚胃所致。用柴胡二钱，黄芩钱五，半夏一钱制，人参一钱，枳壳一钱麸炒，大黄二钱，黄连六分，甘草七分，姜三片，枣一枚，煎服效。

锁喉黄

其症面黑目黄，舌白语涩，牙关紧闭，胸痛，缓不过二三日即死。人皆错以乌痧瘴治之，多致误命。如遇此症，将牙关搅开，用蓝布擦去舌白，次以钱蘸盐水刮两太阳穴（穴在眉稍眼角之际，试有坑窠便是），出紫点泡，针刺出血，见黄水为度，脖项两侧亦如此治。后用生大黄三钱，硫黄一钱，共捣粗末。水二盅，煎一盅，温服立愈。

㧁脖子猴㧁（㧁平声。即用手㧁物㧁字）。

其症咽喉暴肿而痛，痰涎壅盛，水浆难入，甚则脖项亦肿，寒热交作，头面烘热，或四肢厥逆，气息不顺。用真阿魏三分，麝香三分，巴豆一个，去油，杏仁一个，去皮、尖，红枣一枚，去核。共捣烂，丸梧子大，银朱为衣，绵纸包一层。用时将纸撕去，按男左女右塞鼻孔，汗出即愈。避风，忌口二三日。（所忌不言何物，止食粥饭、小菜，便无不是）

松峰按：此系热毒而用巴豆者，亦热因热用，以毒攻毒之意。此与前症虽俱系咽喉之病，而症治各有不同。

谷眼（谷，亦作骨）

其病初觉时，头晕心乱，烦躁不宁，渐而心腹疼痛，即是此症。有紧慢之分，紧者立刻损命，急以银针针大眼角内白皮（如无银针，想铁针亦可）及两耳稍、鼻尖、囟门、太阳穴（见前），见血即愈（皆针挑破皮，捻血，非直刺）。凡有心腹痛兼吐泻，俱是此症，俱宜挑。初起先挑鼻尖，后挑别处，挑后用陈醋半碗（无陈用新），入银子少许，共入砂锅，熬三四滚，临服时，再用银子入醋内研搅，温服，立刻回生。若治迟危急，看舌根下有紫泡，挑破，盐擦即愈。

天行虏①疮（建武中，南阳击虏所得，故名）

其症发斑疹，头面及身须臾周匝，状如火疮，或戴白浆，随决随上下（此句费解），此毒恶之极。急治，取好蜜通摩疮上，以蜜煎升麻数匕拭之。

疫厥（亦名瘟疫暴亡）

凡人感瘟疫，视其症脉，尚不至殒命不救。而突然无气，身直，甚至无脉，且不可惊慌，视为告终，此疫厥也。急用腊月雄狐胆，揾水研灌即活。若牙关已紧，即搅开灌之。雄狐胆必腊月预为购收为妙。

松峰曰：如得此症，不论有无狐胆，总宜先针少商穴并十指甲上薄肉（穴道针法见前）。摄出恶血，并用好猪牙皂末吹鼻，或用京中灵宝如意丹十余粒吹鼻，可活。

羊毛疔（与前瘟疫兼痧并羊毛挣大同小异，三症治各不同，故并存之）。

万历间金台有妇人，以羊毛遍鬻于市，忽不见，继而都人身

---

① 虏：原作"鲁"。乃清初书籍避"胡虏夷狄"等字讳故，今回改。参见《史讳举例》第二十。下同。

生泡瘤，渐大，痛死者甚众，瘤内唯有羊毛。有道人传一方，以黑豆、荞麦末涂之，毛落而愈。（荞，音乔。疑即北方之荞麦）

缠喉风

其症咽塞，水谷不下，牙关紧急，不省人事。

杨氏一字散。

雄黄（水洗）　蝎稍　枯矾　藜芦　牙皂（炙焦，各等分）

上共为细末，用一豆大纳鼻中，搐之立效。

赤瞎

其症两目突然红肿疼痛，此亦时疫也。**救苦汤**治之。

桂枝　连翘（去隔）　红花　细辛　归尾　甘草（各一钱五）苍术（泔浸，焙）　胆草（各七分）　羌活　黄芩　麻黄　柴胡防风　藁本　黄柏（各一钱）　黄连（五分）　生地　知母（炒，各一钱）　白芍（二钱）

食远服。

神鬼箭打

其症身痛有青筋，以乱发擦痛处，发卷成团而硬者方是此症。用金银花浓煎汤饮之。不愈，再加甘草。发不卷不硬者非此症，不必服，另察脉与兼症治之。

雾气

其症心烦少气，头痛项急，起则目眩欲倒，身微热，战掉不自安，时复憎寒，心中欲吐，吐时无物。新猪粪（不拘多少）入上好黄酒中搅开，用细白绢滤出青汁，顿热服之，尽剂。铺厚，上盖暖，覆卧取汗，天寒房内生炭，常令暖毋寒，寒则不汗。如汗出，候干乃起，慎风冷，兼治疟及风劳虫毒。

化金疫

其症初觉即昏不知人，不治即死。急以生豆令嚼，甘美不腥即是。以幕①上有河字钱一文，放入喉中即化，有化至三四枚而愈者。

抱心疗

其症肚痛连心，两胁胀满，脊背痛，上连头痛，痛极浑身强直，昏晕欲死。视其脐上必有红丝一条，照心口蔽骨下二指挑断其丝。又于两肋骨端亦挑两处，如前法。又于脊上对脐肾俞穴，上下各指半，再挑二处，如前法，皆将盘丝挑尽断，皆以皂矾末纳挑眼内令满，以手揉之即愈。忌腥冷、豆腐、诸豆，并一切蔓生之物。三日后食发物，发所挑疮口。

瘟痧

其症恶寒发热，或腹痛，似疟非疟，气急喘逆，头面肿胀，胸腹饱闷胀满，或泄泻下痢脓血。轻者牵连弥月，重者危急一时。治宜放痧，消食积为主，俟痧毒已泄，然后和解清理除其寒热，健脾养血补其中虚。

宜识痧筋

凡痧有青筋、紫筋，或现于数处，或现于一处。必用针去其

---

① 幕（màn 漫）：制钱背也。《史记·大宛传》："钱如其王面。"《索隐》："幕，钱背也。"

毒血，然后据症用药。（按：轻者针即见效，不用服药）

放痧十则

一在头顶头百会穴。一在两眉中间印堂。一在两眉稍洼陷处太阳穴。一在结喉两旁。一在舌底下筋之两旁。一在双乳（以上俱斜挑）。一在两手背十指尖当中近甲薄肉。一在两臂弯。一在两足背十指尖当中近甲薄肉。一在两腿弯（以上但直刺）。

放痧法（原作刺痧，今改作放字，兼挑与刺二字言之）

腿湾上下有细筋，深青色或紫色，或深红色者便是（皮白嫩者方显紫红色）。刺之则有紫黑毒血。腿上大筋不可刺，刺亦无毒血，反令人心烦，两腿边硬筋上筋不可刺（硬筋，腿之大粗筋。其上筋，乃指靠皮之小筋言），刺之恐令人筋吊（缩也），手臂筋色亦如此辨之。至于宜针挑者，唯取挑破皮略见血（如无血，手挤之）。至于指尖刺之太近指甲，令人头眩。凡刺不可太深，银针方佳，铁性有毒。

锦按：两腿湾、两臂湾，止此二处宜寻痧筋刺之。余处亦不言痧筋，是无痧筋也。只按穴放之可耳。法有直刺、斜挑之异，故以放字该之。至于挑法，亦当有随症施治者，如头痛则挑印堂及太阳穴，胃痛则挑心窝，腹痛则选脐挑之。胁痛则密挑两肋以及挑肩井穴，挑背挑项，挑耳尖耳轮，挑腰挑软肋（数处皆诸痧必挑之穴），俱用针斜挑皮挤血。至于少商穴及两手足指尖，乃系直刺，如无血亦须挤之。

刮痧法

背脊颈骨上下及胸胁两肩背臂之痧，用钱蘸香油刮之。头额腿上痧，用棉纱线或蒜麻蘸香油刮之。大小腹软肉内痧，用食盐以手擦之。

新定刮痧法

脖项后当中洼处刮一道，脖项后两旁左右大筋上各刮一道，前身两肩下胁上软肉缝中各斜刮一道，两胁肋软缝中左右各刮三道，左右肩靠着肩井软肉处各刮一道，背脊骨两旁坚刮，自项下至腰各刮一道，背后胁肋软缝中左右各刮三道。以上皆用钱蘸盐水刮之。两臂内用蒜麻一缕，捻松绳蘸水刮之，但要出痧红紫为度。诸穴并治一切痧症，唯蒜麻刮臂弯，专治眩晕恶心痧。若非病症，刮之亦不红紫。

松峰曰：前刮痧法出《痧胀玉衡》书。新定刮痧法乃屡用而屡效者，并表之以备择用。

治痧三法

肌肤痧用油盐水刮之，则毒不内攻。血肉痧看青紫筋刺之，则毒有所泄。内形痧须辨经络脏腑，在气在血，则可消散而绝其根。(此段言当用药)

治痧分经络症侯

足太阳膀胱痧，腰背巅顶连风府胀痛难忍。

足阳明胃经痧，两目红赤如桃，唇干鼻燥，腹中绞痛。

足少阳胆经痧，胁肋肿胀痛，连两耳。

足太阴脾经痧，腹胀版痛，且不能屈伸，四肢无力，泻不止。

足厥阴肝经痧，心胃吊痛，身重难移，作肿 (身上) 作胀。

（腹内）。

足少阴肾经痧，痛连腰肾，小腹胀硬。

手太阳（小肠）经痧，半身疼痛，麻木不仁，左足不能屈伸。

手阳明（大肠）经痧，半身胀痛，俯仰俱废，右足不能屈伸。

手少阳（三焦）经痧，胸腹热胀，揭去衣被，干燥无极。

手太阴肺经痧，叙嗽声哑，气逆发呛。

手厥阴（心包）络痧，或醒或寐，或独语一二句。

手少阴心经痧，病重沉沉，昏迷不醒，或狂言乱语。

用药大法

痧症药宜冷服。盖昏迷不醒，乃痧之热毒攻心，故心不能自主而昏迷。冷药入口，从膈间顺流而下，则热毒在胸臆者，随药而消，故旋清醒，即尚昏迷，必有食积、血痰阻塞，再按脉症用药，开导攻下，未有不醒者，兹特举用药之一隅，以俟神而明之者。用荆、防之类，从表而散；用青、陈二皮，从中而消；用枳实、大黄之类，从大便而下；用木通、泽泻之类，从小便而行；用楂、芽、卜子之类，所以治其食之阻；用银花、红花之类，所以治其血之壅（银花治血未解）；用槟榔、蓬术之类，所以治其积之滞①。

痧前禁忌

忌热汤、热酒、粥汤、米食诸物，犯之轻者必重，重者立毙。

---

① 滞：此下千顷堂本有"恶血攻心，痧之本。故凡痧症毒血攻心者十常八九，不独热毒也。兼食痰者，痧症之标"一段小字注文。

痧后禁忌

痧后略松觉饿，骤进饮食即复，忍耐一二日，乃可万全。

《痧胀玉衡》书言治痧甚精详，第其中尽有过拘泥之处，即如风劳臌隔等杂症，皆以痧论，则所见无非痧者有是理乎。兹特择其中大纲紧要数条，诠次而注释之，而治痧之大法亦尽于此矣。锦再志。

扑鹅痧

其症痰涎壅盛，气急发喘，喉声如锯，痛似喉鹅，但喉鹅喉内肿胀，此则无之。又形似急喉风，但喉风痛而不移，此则痛无定处。且喉鹅无痧筋（解见前），此有痧筋。依前刺法刺之，服吹方开后择用之。

冰硼散　治痧症咽喉肿痛。

天竺黄　硼砂（各二钱）　朱砂　冰片（各二分）　元明粉（八厘）

共为细末，磁瓶贮，蜡封口（出气难用），患者吹喉中。

救苦丹　治痧气郁闷之剂。

枳实　萝卜子（各一两）　乌药　连翘（各八钱）　郁金（二钱）

共末，清茶稍冷下。

荆芥银花汤　此治血滞之剂。

荆芥　银花　红花　茜草　丹皮　赤芍（各一钱）　白蒺藜（去刺，研末，八分）　乌药（五分）　香附（三分，捣）

水二盅，煎七分，微温服。

附治诸痧痛方　井水、河水各半和服。泥浆水澄清服。白糖和梅水服。晚蚕沙末，白滚汤候冷调服。以上治痧症无食积阻滞者。

吐法　治新食阻住痧毒，明矾四分，白汤一碗，候冷化服。又方：食盐一撮，白汤一碗，候冷和服。二方必多饮方吐，少则不效。（按：白矾稍多些亦可）

青筋

此症因气逆而血不行，并恶血上攻于心也。多由怒气相冲，或忧郁气结不散，或恼怒复伤生冷，或房劳后受寒湿，以致精神恍惚，心慌气喘，噎塞上壅，呕哕恶心，头目昏眩，胸膈痞满，心腹刺痛，胁肋腰背痛，头痛脑痛，口苦舌干，面青唇黑，四肢沉困，百节酸痛，或憎寒壮热，遍身麻痹，手足厥冷，颤掉，默默不语，不思饮食等症，皆恶血攻心所致。古无治法，惟刺两手曲池上青筋，出瘀血可愈。或屡患屡刺，莫之能除。夫人以气血为主，故丹溪曰：气血和，百疾不生。此病先伤于外，而复损其血，兹制一方，名白虎丸。白虎西方肺金之谓，青筋乃东方肝木之象，以白虎而治青筋，金能平木，有至理存焉。能代针砭之苦，且免后之复发。兼治男子久痢便血，妇人崩漏带下，并一切打扑内损，血不能散，心腹痛欲死者，服之神效。

白虎丸

千年石灰，不拘多少，刮外杂色泥土，研细水飞，糊丸如梧子大。每用烧酒送五十丸，看轻重加减。初觉一剂取效，过三五日病已老，宜多服。

松峰按：原方下注云，此药能顺气散血，化痰消滞。则凡霍乱痧挣，皆可以通融治之。惟烧酒送，独于青筋为宜。盖青筋，多生冷寒湿所致。至热症或用冷水冷茶送，气滞用陈皮，食积用麦芽水送，随症变通可耳。

痰疫（秉锦补）

患此病者，初得之亦并不显寻常瘟疫应有等症，不过头微痛，身微觉拘急寒热，心腹微觉疼痛胀满；三两日内抖然妄见鬼神，狂言直视，口吐涎沫，鼻中流涕，手足躁扰，奔走狂叫，脉沉紧而数，身体不热。亦有热者，却与邪入阳明胃腑发狂迥异。此感疫疠之气，风火痰三者合而成症。不急治，三二日即毙。宜先针少商穴并十指（刺法见前）。急服竹沥解疫煎一二剂神效。此亦世所罕见有之症，曾有患此者，余深觉诧①异。因思暴病皆属于火，怪病皆属于痰，以意为之，先用刺法，后用药饵辄效。一时患者数人，方知其为疫也，治之应手而愈，遂定其名曰痰疫，笔之以备采择焉。

竹沥解疫煎（自定新方）

黄连　黄芩　栀子　胆草　僵蚕（泡，焙）　胆星　蒌仁（去油，研）　川贝（去心，研）　橘红　半夏（制）

流水煎熟，和竹沥、姜汁兑服，总以竹沥为君（多则一盏，少亦半盏）。

上七十二疫症，或谓命名多不雅驯，言之不文，似未足以行远也。余应之曰：此真所谓少所见则多所怪也！余周行海内，越历已深，其症大概北省恒多，而南国恒少。饥谨之岁常多，而丰乐之年颇少。且其命名也，皆出自经史子集，名山石室，并良医口授，试之而立有其效，方敢笔之于书。洵非无稽之谈，索隐鄙

---

① 诧：原作"叱"，音讹故，今改。

倍①者之可同日而语也。试观古今来②医书中字句之欠通，歌辞之鄙俚平仄乖违而读不上口者，未可更仆③，以视余之说疫中而敢有是乎。以上不过数症，命名仍其方言土语耳。而说者辄目之为涉俗，独不闻古圣人于迩言④，犹必察焉耳。吾愿世之大方家，阅是书者，不鄙薄焉，而以为刍荛⑤之尚堪询也，则厚幸矣！松峰再志。

松峰说疫卷之四

诸城刘奎松峰著辑

男秉锦濯西述校

福山刘嗣宗南瑛参阅

表侄李逢虔谨庵录

辨　疑

辨温病阴暑

《此事难知》云：冬行秋令，当寒而温，火盛水亏云云。推作瘟病之原，固为近理。乃又云：火土合德，湿热相助，故为温病。是温病必原于湿热，将湿热一门，并可以不立矣。须知湿热乃夏时之正气，瘟疫乃天地之杂气，二者迥乎不同。谓瘟病而兼湿热则有之，未闻湿热而为温病者也。又云：惟房室劳伤辛苦之人得之，是省房室就安逸之人，必无瘟病矣，有是理乎？每见瘟疫盛行之年，节欲安逸之辈，往往有无端而感者，又何以称焉？又云：多欲辛苦之人，肾水内竭，阳气外泄，生化之源既绝，身之所存独热云云。谓瘟病中有此一种则可耳，若云瘟病尽由乎此，则万无是理也。至于暑字，《字汇》解为夏天气热。则人之受是气者，断无尚有属阴之理。其曰阴暑者，只因人畏暑纳凉，外受寒邪所致，仍是感冒，乃抛却现在之受寒，而止泥前此之受暑，故以阴暑名之，亦犹之曰阴热也，有是理乎？知阴热二字之不通，则知暑之不可以阴言也，明矣。

辨夏凉冬暖不足致疾

吴又可《瘟疫论》中驳冬温之说曰：夏凉冬暖转得春秋之和气，岂有因其和而反致疾者？

四时之序，应寒则寒，应暖则暖，所以人得天地之正气不能为病。若夏宜热而反凉，冬宜寒而反暖，未有不致疾者。但夏过于凉，其为病也，即时而见，惟冬令天气过于和煦，往往当时不能为害，至来岁春夏之间方大发瘟疫，此余屡经而屡验者，实非臆说也。第夏应热而反凉，人感寒邪而闭塞腠理，不能疏泄，其为病也，固无足异。唯冬时有非节之暖，当时不即病，必至来岁春夏间始作，此诚不可解也。人动曰：冬伤于寒，至春夏变为温暑病。余则曰：冬过于温，至春夏多发瘟疫病。彼吴又可谓冬暖夏凉不足以致疾也，吾弃不以为然。盖以暖属于春，凉属于秋，暖与凉为春秋之正气，谓之和也始宜，若见于冬夏之令（夏凉冬暖），此为非其时有其气，则不得谓之和矣。不和即为反常之戾气，此夏凉冬暖之多致疾也，又乌得言温暖清凉之未必为病也哉。

辨吴又可偏用大黄

瘟疫一症，感邪疠之毒十之六，感温热之毒十之四，故用黄连解毒等汤。不唯在表时服之，寒凝血滞，厥疾不瘳。即邪热内传，应服凉药，余往往不用黄连。不过生地、丹皮、二冬、元参、银花、童便，极数用石膏、栀子、黄芩而止，无不奏效。故吴又可戒用寒剂而专用大黄，亦未可为非。盖大黄虽寒，其性走而不守，当瘟疫胶固之时，得此一番推荡，邪便解散，较纯用寒凉者固胜一筹。但邪未入腑而辄用之，既不能解在经之邪，徒受寒中破腹之患，其害有不可胜言者。又可之用大黄虽不孟浪至是，但宜下诸症未免偏于攻击，全忘下不厌迟之说。□□□□□□□□□若不善师又可而举手即用大黄，反引又可为证，则又为又可之罪人矣！

辨用老君神明散东坡圣散子

《活人》云：一岁之中，病无长幼，率相似。此则时行之气，俗谓之天行是也。老君神明散、务成子萤火丸、圣散子、败毒散，不拘日数浅深，吐下随症施行，所以圣散子不问阴阳表里也。

语云：用古方治今病，譬如拆旧料盖新房，不再经匠氏之手，岂可用乎？旨哉斯言，洵堪为医学用药之准矣。夫古今之元气不同，观汉人之处方，动以两计，宋元而降，不过钱计而已。以汉人之方，治今人之病，吾知其过于峻重；以今人之方，治汉人之病，吾知其不及病情。此处方分两之未可泥也。至于用药之权衡，则又不得以漫投者，盖四方之风土不齐，群伦之老少各异，天道之寒暄无定，南北之燥湿顿殊。人在气交之中，或偏于阳，或偏于阴，或有时而壮旺，或有时而虚怯，即一人之身，一日之际，内伤七情，外感六气，其病情之出没隐现，真有若云龙之不可方物者。若必执一方，以应无穷之变也，有是理乎？《活人》以老君神明散、东坡圣散子为治疫疠之方，不拘日数之浅深，病症之吐下，亦不问阴阳表里，便率尔妄投，其不杀人如麻者鲜矣！盖二方中用乌、附、吴萸毒热之品，阴寒直中者，服之庶或无过。若伤寒传经热症，以及瘟疫、瘟毒正宜用芩、连、大黄之时，若投此汤，入口必毙。神明散用绢袋盛带，以此外治，不服食尚不能为害，至于圣散子则煎服之药，是断断乎不可用者。此方药味乱杂，即真阴寒症用之亦恐未能获效也。后世因过信苏长公，随奉为良剂，甘就死地。噫！抑何其为东坡之名之所震，以至于此哉？以及神明散不过平人所制，假以李、苏之名，以眩人之耳目，好异者遂深信而不疑者。若必谓是方出自李、苏，则张景岳新方八阵中王母桃一品，岂真瑶池仙府之所垂乎？吾愿世之业医者不可拘于一定之方，亦不可执其一偏之见，变动不拘，权衡有准，则于岐黄一道思过半矣。

辨赔赈散等方

《二分晰义》书中载赔赈散一方，用大黄为君，而以僵蚕、蝉蜕、姜黄佐之。共为末，蜜酒调服，用治三十六般热疫。夫一方而治多病者，唯万应膏为然，除此则广东蜡丸亦有此说。然彼必有一单某症用某引和服，是丸虽一方，而引因病异，则引之所关最大，视无引而一方兼治者不侔矣。且瘟疫更与杂症不同，有表里分传之异，经腑脏胃之殊，老少强弱之分，天人风土之别焉，能以一方而治三十六症乎？余始得此书，值瘟疫盛行之年，曾修和一料备用。后偶出门，一女孙患瘟疫，家中人因取与服，服之返泄泻昏睡增剧，筠谷兄修合此药云：乳蛾等疾服之甚效。余细维其故，孙女服之增剧者，以邪尚在表，方内有大黄宜乎不受。至于云治咽喉或于热毒相宜，岂三十六症中讵无一应者乎？□□□□□中又有大小复苏饮子、大小清凉涤疫散、靖疫饮、驱疫饮等方，总以黄连为君，更杂录诸寒苦药以佐之，□□□□有至二十味之多者，更断断不敢用也。

辨张景岳言瘟疫

《景岳全书》各门中讲解俱极精详透辟，唯瘟疫□□□□然缘其将伤寒、瘟疫二症，搅作一团，未曾分晰。□□□□□□□□□□□□□也。其论瘟疫曰：瘟疫本即伤寒，无非外邪之病，但染时气而病，无少长率相似者，是即瘟疫之谓云云。□□□□□□□□□第伤寒为寒所伤，或凉雨所逼，或风雪所激，或失足落水，或猝然脱衣，或当风而寝，以致头痛憎寒，皮肤壮热，脊强无汗，方谓之伤寒。此系自取之病，病只一人而止，而众人不然也。至于瘟疫绝无诸项感触，而抖然患病，且非一人，乡邑闾里动皆相似，其症虽有头痛身热，脊强而多汗，始终一于为热。□□□□与伤寒迥乎不同，治法亦异。如何曰瘟疫本即伤寒乎？夫既曰本即伤寒，再立瘟疫一门，岂非赘瘤乎？且既曰本即伤寒，而又曰染时气而病。吾不知先伤于寒，而后为时气所染？抑染于时气，而后为寒所伤乎？抑二者并集于一人之身乎？总缘伤寒、瘟疫原未看清，犹做帖括者，认题不真，下笔便错。虽词藻绚烂而不中肯綮[①]，总属陈饭土羹，其何以言文哉？□□□最不敢从者发汗峻补二条。抑知瘟疫岂强汗之所能解者乎？而峻补岂可施于热毒之人乎？唯汗下后或显虚症，或虚极久病之人而感瘟者，用补法亦自不可少也。

辨呕吐哕呃逆效逆噫气

丹溪书呕吐门曰：有声有物谓之呕吐，是混呕吐为一，张景岳亦不以为然，而未尝深辨。及观李东垣则以呕为有声有物，孙真人则以吐为有物无声。详呕吐字意，当以孙、李为是。《字

---

① 肯綮（qìng 庆）：说理扼要也。《元史·王都中传》："都中遇事剖析，动中肯綮。"

汇》呕亦同讴。夫呕必有声，而切庵谓：气逆则呕。盖气一逆必作声，随拥所食之物而俱出矣。吐则较呕所出更易，开口便漾出，又岂有声哉？至于哕之一症，经中杂病篇直作呃逆，而河间、海藏则以哕为干呕。张景岳谓呃逆古无是名。其在《内经》即谓之哕，是特古今之称名不同。而哕与呃逆断不可混为一症也。哕虽以河间、海藏说为是。而《东垣十书·溯洄集》中则谓哕之声浊恶长而有力，直至气尽而后止，非如干呕之轻而不甚也，是较之刘、王所说则更明白晓畅矣。至于呃逆，即东垣所谓吃忒者，是此症称名不一，随其方言而呼之。有曰格得者，有曰打呃者，有曰打歌得者，总与哕为二症，明系今之所谓打呃是也。《灵枢》则谓之饱（音噎①）。所谓饱不得息者是也。观《金鉴》中以为格格连声，气从脐下来，自冲脉出口作声，岂非善于形容者乎？至于咳逆与呃逆则又不可相混，有以咳逆为呃逆者，有以咳逆为哕者，是皆未详味经文耳。经本以咳嗽气逆为言，如《气交变大论》曰：岁金太过，甚则喘咳逆气。又曰：咳逆甚而血溢。盖以咳嗽不止而血随气上耳，未闻打呃而见血者也，此咳逆之非呃逆亦甚明矣。而咳逆之非哕又何待辨乎？至噫气之说，《灵枢》云：寒气客于胃，厥逆从下上散，复出于胃，故为噫。仲景谓：上焦受中焦气未和，不能消②。是故能噫。据此则噫者即嗳气也，即俗之所谓拔气也，此理甚明，人所易晓。总之，有声有物曰呕。有物无声曰吐，有声无物曰哕。呃逆者，即打呃之谓。咳逆者，咳嗽之甚，以致气逆上冲也。噫者，《字汇》解作饱食气满而有声，岂非所谓拔气者乎？症各不同，断难相混。至于得病之由与其治法，各有虚实寒热之异，散见诸门，兹不赘。

---

① 噎：原作"嚏"，据《灵枢·刺节真邪》改。

② 消：此下《金匮要略·五脏风寒积聚病脉证并治》有"谷"字。

辨五疫治法

庞氏云：春三月行青筋牵病，夏三月行赤脉攒病，秋三月行白气狸病，冬三月行黑骨瘟病。四季月各余十八日，土王用事，行黄肉随病。后人又以木火金水上五疫配之，治各有定法。其中止有所谓五疫乃天地之疠气，人中之则各随其脏气以为病之说，尚属近理。如所谓青筋牵等名色矜奇立异无益症治。其用方，如春三月用羌活汤，夏三月用双解散等法，亦见沾滞，至秋三月天渐凉冷，反用三黄石膏，殊不近理。至其所用药俱系发散等剂，亦非治瘟疫的方也。

辨吴又可疫有九传治法中先里后表

吴又可九传治法，有先里而后表者，始则发热，渐加里症，下之里症除，二三日内又发热，反加头痛，身痛，脉浮者，宜白虎汤。按其瘟疫初起治法云：脉长洪而数，大汗多渴，此白虎汤症。又云：白虎治瘟疫脉长洪而数。又云：脉长洪而数，白虎清凉解散，服之或战汗自汗而解。是凡三言白虎症，而绝无脉浮之说也。至于发热头痛，虽列于白虎汤之下，而又无身痛，前后多所渗漏不符，看来头身痛脉浮三症，似宜小柴胡加羌、防始与症对，而乃用白虎何也？

辨瘟邪止在三阳经

吴又可之《瘟疫论》世所盛行，其中达原饮固为治瘟疫之良方。第言瘟邪浮越于某经者，即加某经之药，止有三阳在表治法，至于邪之传里者，仅有入阳明胃腑一条，传三阴则略而不及。夫云：邪伏膜原，自内达外，不似伤寒之按次传经则可。若云邪总不入三阴，是将脏腑、经络划然中断，而人身之营卫，总杆格而不通矣，此岂理也哉？即伤寒传足不传手之说，识者犹或非之。至于瘟疫之传变，且并将三阴而遗之何也？每见患瘟疫者，腹胀满，大便实，或自利发黄，以及四肢诸症，非传入足太阴经乎？舌干口燥咽痛，但欲寐，非传入足少阴经乎？烦满囊缩，以及善怒号呼，冲逆动摇并胁肋诸症，非传入足厥阴经乎？且不特此也，患在皮毛气分而哮喘、咳嗽者，知邪之入肺；患在神志昏冒而面赤、喜笑者，知邪之入心。是则五脏六腑瘟邪之传变无所不到，谓脏腑诸症，不能一时皆现，则可谓瘟邪止在三阳经，必无是理也。

辨内伤寒认作瘟疫

内伤寒之症，初起无热，不渴，止有胸膈膜胀、满闷，面唇皆无光泽，或呕①而胸腹急痛，手足冷，自觉不舒快，少情绪，其脉沉细。此症总由过食生冷，伤于脾胃所致，故方书名之为内伤寒，而以治中汤温散之。此症多感于夏月，而瘟疫盛行之时与瘟疫甫愈之后，或感此症，昧者误认为瘟疫。而以疫法治之，鲜有不败事者，其弊必至于卒不能食，泄泻不止，而酿成大患。唯用治中汤加减出入，寒甚则加熟附，食积则加麦芽、神曲，肉积则加山楂。呕恶则加藿香、制半夏、鲜姜、砂仁，兼湿则加茯苓、苍术，胸胁痛闷则加枳壳、白芍、柴胡。若内既伤生冷，而外复感风寒，则用藿香正气散或五积散、平胃散等加减治之。

治中汤　即理中汤加陈皮、青皮。

藿香正气散　治外感风寒，内伤饮食，憎寒壮热，头痛

---

① 呕：原作"温"。据千顷堂本、三让堂本改。

呕①。胸膈满闷，咳嗽气喘，及伤冷伤湿疟，暑，霍乱吐泻。凡感岚瘴不正之气者，并增减用之。

锦按：疫初起用达原饮等不效者，用此方加减治之。

藿香　苏叶　白芷　陈皮　半夏（制）　茯苓　甘草　厚朴（姜汁炒）　桔梗　白术（泔浸，土炒）　大腹皮（洗极净。鸩鸟好集其树，毛落皮上，洗不净杀人）　苍术（泔浸炒。原方无，今加入，无汗者更宜）

又一方加木瓜，伤食加消导药，姜、枣煎。

五积散　治外感风寒，内伤生冷。其曰五积者，能散寒积、食积、气积、血积、痰积。凡身热无汗，头身项背疼痛，拘急，胸满恶食，呕吐腹痛，寒热往来，并治。

苍术（泔浸，炒）　厚朴（姜汁炒）　陈皮　甘草　半夏（制）　当归（酒洗）　川芎（酒洗）　白芍（酒炒）　茯苓　枳壳（麸炒）　桔梗　白芷　苏叶（改，代麻黄）　干姜（表重用鲜）　肉桂（表重者用枝）

生葱、姜煎。

平胃散　治脾湿痰痞，宿食满闷，呕泻及岚瘴不服水土。

苍术（泔浸，炒）　厚朴（姜炒）　陈皮　炙草

姜、枣煎。如伤食加神曲、麦芽或枳实，湿胜加五苓散，痰多加制半夏，脾倦不思食加参、术，痞闷加枳壳、木香、香附，大便结闭加熟军，小便赤涩加芩、泽，风寒加葱、豉、苏、芷、防风。

内伤寒发斑

患内伤寒后，又兼之寒热间作，鼻中微出血，两手脉沉涩，

---

① 呕：此下《太平惠民和剂局方》卷二有"恶"字。

皮肤按之殊无大热，身上有斑三五点，此内伤寒斑也，调中汤主之。夹暑加香薷、扁豆。

调中汤

陈皮　半夏（制）　甘草　桔梗　苍术（泔浸，炒）　川芎（酒洗）　白芍（酒炒）　砂仁（炒研）　藿香　羌活　白芷　麻黄（或代苏叶）　桂枝　枳壳

生姜煎。

内伤寒发黄

内伤寒发黄者，其人脾胃素虚，或食寒凉生冷之物，以致寒实结搏，停滞不散，中州变寒而发黄色。或呕吐，或腹满自利，小便短少者，宜调中汤（见前）。加茵陈，或理中汤加茵陈、枳实、草果，手足逆冷，脉沉者加附子。

按：内伤寒为病，本系杂症，而采入瘟疫门中者，因瘟疫愈后不戒生冷，每患此症。或再微发热恶寒，昧者不察，往往误认为瘟病之复，而以疫法治之，寒凉清解害人不浅，故特为拈出。再者，瘟疫之复，不能吃烟，内伤寒始终能吃烟，以此为辨。锦志。

辨汗无太早下无太晚

《此事难知》云：汗无太早，非预早之早，乃早晚之早。谓当日午以前谓阳之分，当发其汗。午后阴之分，不当发汗。下无太晚，非待久①之晚，乃当日巳②后，为阴之分也，下之谓当已前，为阳之分也。

凡人初感寒邪，一觉憎寒，头痛身痛，身热脊强，便宜用温

---

① 久：原作"人"，据《此事难知》改。
② 巳：原作"之"，据《此事难知》改。

散之剂，速发其汗，断无不愈之理。虽年老及平素虚怯之人，不易作汗者，觉病即服汗剂，其邪亦无不即当时解散者。此余屡用而屡效者也。迟则寒邪稽留，传变百出，而斑黄狂躁等症作矣。所以一觉感寒便宜速治，若必如《难知》所说，或日午以后感寒，必迟至明朝午前服汗剂不亦晚乎！假如午后感寒，此时虽属阴分，亦宜速服散剂，且服之多未有当时即汗者，必俟次早药力既行，又逢阳分出汗更易易耳。所谓汗无太早者，明系预早之早，岂早晚之早乎？伤寒如此，瘟疫亦然。瘟病之所谓不宜发汗者，指麻、桂、紫苏而言，至于元霜、紫雪等丹，岂非凉散之剂乎？瘟疫初起当即服药，亦不必拘以时日也。至所谓太晚之说，分明解作迟下，非早晨夜晚，第此言为庸医不应下而妄下之者说法耳。然其言□不能无弊也。若遇宜急下之症，而必执下无太晚之说。则阳明胃府势必被邪火烧至燥裂而不可救矣！下剂若必拘以时不亦谬哉。早晚二字，当易以迟速云。汗无太速，下无太迟，则不烦言而解矣。

辨郑声

论曰：实则谵语，虚则郑声。重（平声）。语也。夫声必有语，语必有声。盖言声则郑，而语则重也。人虚而精神衰乏，不能自主，语言重复絮聒，而声则有类于郑耳。郑声淫，是状其声之哼哼唧唧，顿似淫声。惟冯氏谓声战无力，不能接续，造字出于喉中，为得解。成氏亦谓郑卫之声。而王氏驳之则非矣。又有解郑声为郑重者，夫曰郑重其事则有矣，曰郑重分明则有矣，以此解病人之声得乎？要之指郑之淫声，取譬无疑也。凡患此症，其声必低，气必短，脉必无力，色必萎悴。其兼证则目无赤色，舌无苔刺，身无大热，口无烦渴，小便清长，大便滑润或泄泻，凡自言自语，喃喃不全者皆是也。瘟疫始终一于为热，罕见此症。或汗多亡阳，下多亡阴者有之。若果虚最忌攻伐，少有差谬，无不即死。速宜察其精神，辨其阴阳，斟酌温补，以救其根本为要。若昏沉，上气喘促，发呃不止，不省人事者危。

辨褚氏春瘟夏疫

瘟疫之说，前诸论中已详哉其言之矣。兹读《褚氏遗书·审微篇》有云：春瘟夏疫内症先出，是将瘟疫二字拆开分配春夏。□□□□□总缘平看瘟疫二字，且未悉其理解。□□□□□须知诸凡杂症，苟一时所患皆同者，皆有疫气以行乎其间，如徭役之役，故悉得以役名之，而所该之病甚广。瘟疫不过疫中之一症耳，乃串讲之辞。若曰瘟病之为疠疫，如是也，若必如褚氏春瘟夏疫之说，是将瘟疫二字拆开对待言之矣。由此以推，则世之称伤寒者，独不可云秋为伤而冬为寒乎？知分作伤病寒病之不通，则知言春瘟夏疫者之未妥也明矣。至于褚氏言男女异脉云：女子阴逆自上生下，故右寸为受命之根，万物从土而出，故左关为脾，生左尺肺，肺生右寸肾，肾生右关肝，肝生右尺心等说。□□□□□□□□□□戴起宗曾非之，今不必再辨。

松峰说疫卷之五

诸城刘奎松峰著辑

男秉锦濯西述校

福山刘嗣宗南瑛参阅

表侄李逢虞谨庵录

诸　方

避瘟方

雄黄丸　治瘟不相染。

明雄（一两，研）　丹参　赤小豆（炒熟）　鬼箭羽（各二两）

共为末，蜜丸梧子大。每日空心，温水下五丸。

避瘟丹　烧之能避一切秽恶邪气。

苍术　乳香　甘松　细辛　芸香　降真香（等分）

糊为丸豆大。每用一丸焚之，良久又焚一丸，略有香气即妙。

福建香茶饼　能避一切瘴气瘟疫，伤寒秽气，不时嚼化。

沉香　白檀（各一两）　儿茶（二两）　粉草（五钱）　麝香（五分）　冰片（三分）

共为细末，糯米汤调，丸黍米大，嚼化。

透项清凉散　凡遇时令不正，瘟疫流行，人各带之，或嗅鼻，可免侵染。

白芷　细辛　当归　明雄　牙皂（等分）

共为细末，磁瓶贮，勿泄气。用时令病者噙水口内，将药嗅①鼻，吐水取嚏，不嚏再吹，嚏方止。已患未患者皆宜用。

神圣避瘟丹

苍术（君，倍）　香附　羌活　独活　甘松　三②奈　白芷　赤箭　大黄　雄黄（各等分）

共为末，糊丸弹子大，黄丹为衣，晒干。正月初一平旦，焚一炷避除一岁瘟疫

老君神明散　避瘟疫。

苍术（一钱）　桔梗（二钱五分）　细辛　附子（炮，去黑皮，各一两）　乌头（四两，去皮、尖）

共为细末，带于身边，可免瘟疫。不可服。

藜芦散　一名赤散，避瘟疫。

藜芦　踯躅　干姜（各一两）　丹皮　皂角（各一两六钱）细辛（十八铢）　桂枝（一作桂心）　附子　朱砂（一作真珠，另研，各六两）

共为粗末，绛囊系臂上，男左女右，觉病作，取药末少许，纳鼻中。嫌分量多，和时四分之一亦可，后皆仿此。

务成子萤火丸　主避瘟疾恶气，百鬼虎狼，蛇虺③蜂虿④诸毒。五兵白刃盗贼凶害，皆避之。

萤火虫　鬼箭羽（去皮）　蒺藜　矾石（各一两，煅枯）　雄黄　雌黄（各二两）　羚羊角　锻灶灰　锤柄（入斧头木，烧焦，各两半）

---

① 嗅：齅之借。《说文》："齅，以鼻就臭也。"字亦作"嗅"
② 三：当作"山"。音讹故。
③ 虺（huǐ 毁）：蝎类毒虫。
④ 虿（chài 瘥）：《说文》："虿，毒虫也。"此系蝎类毒虫。

共为粗末，以鸡子黄、雄鸡冠一具，和之如杏仁大。红绸①缝三角囊盛五丸，带左臂上，仍可挂于门户。

屠苏酒

大黄（五十铢）　白术（十铢）　桔梗（十五铢）　川椒（十五铢，炒出汗）　防风（六铢）　乌头（六铢，炒）　桂枝（十五铢）菝葜（六铢，乃今之二钱半，廿四铢为一两）

入红囊中，于腊月晦日，悬井中。毋著水，元旦出药入酒中，煎数沸，于东向户中饮之。先自小者饮起，饮三朝。若每年饮，可代代无病。内外井中，宜悉著药，忌猪、羊、牛肉，生葱、桃、李、雀肉。

避瘟丹

苍术　红枣

和丸烧之。

又方　时瘟疫流行，水缸内每早投黑豆一握，全家无恙。五更潜投黑豆大握于井中，勿令人见，饮水，家俱无恙

入病家不染方　香油和雄黄、苍术末，涂鼻孔，既出，纸条探嚏。如无黄、术，即香油亦可。饮雄黄酒一杯，或止抹雄黄于鼻孔即妙。

瘟病不染　五月五日午时，多采苍耳嫩叶阴干收之。遇疫时，为末，冷水服二钱。或水煎，举家皆饮，能避邪恶。

避瘟良方　瘟疫盛行，车前子隔纸焙为末，服即不染。

瘟疫不染方　将初病人贴身衣服，甑上蒸过，合家不染。

又避瘟方　入瘟家，以麻油涂鼻孔，出再取嚏，则不染。

避瘟方　以桃叶上虫，捣烂，凉水调服，瘟疫不染。（一方

---

① 绸（chóu 仇）：同"绸"。

止用桃虫蠹尿。）

又方　以赤小豆、糯米，浸水缸中，每日取水用。

又方　以贯众浸水用之，或苍术浸水用。

断瘟法　密以艾灸病人床四角，各一壮，勿令人知，不染。凡入瘟家，常以鸡鸣时，默念四海神名三七遍。百邪不犯。

东海神呵明　西海神巨乘　南海神祝融　北海神禺强

每入病室，存心念三遍，勿出口。

雄狐屎（在山中石上或竹木上，尖头者。烧之，避恶去瘟疫。）

茵陈乌梅汤　治瘟疫。

九九尽日，茵陈连根采，阴干。遇瘟疫起，每一人用茵陈五分，乌梅二个，打碎，水二盅，煎八分，热服，汗出即愈。

赤豆避瘟法（正月七日）　用新布囊盛赤小豆，置井中，三日取出。举家皆服，男十粒，女廿粒，瘟则远避。

姜酒避瘟法　凡遇瘟疫行时，出门须先饮烧酒一杯，回家时仍再饮一杯，然后食别物，但勿至醉。不能饮者，出入可食姜蒜，或以塞鼻。

神砂避瘟丸　神砂一两，研细，白蜜和丸麻子大。以太岁①日或平旦，一家皆向东方，用井花冷水各吞廿一丸，永无疫患。忌荤一日。

一方　元日②五更，以红枣祭五瘟毕，合家食之吉。

一方　正月上寅日，取女菁草末三合，绛袋盛，挂帐中，能避瘟。

避瘟杀鬼丸（如要少做，或四分之一，或改两作钱皆可。一方有空心青鳖甲作龟甲）。

---

① 太岁：旧历纪年所用值岁干支的别名。

② 元日：农历正月初一。一曰吉日。

雄黄　雌黄（各二两）　山甲　龙骨　鳖甲　猥皮（各二两）
川芎（二两）　禹余粮（二两）　真珠（酌加）　羚羊角（七两）
虎头骨（七两）　樗鸡（十五枚，如无，以芫青十五枚代）　东门上
雄鸡头（一枚）

共为末，蜡溶为丸，弹子大。每正旦，病家门口烧一两丸，
并每人带一丸（男左女右），避疫杀鬼。并吊丧问疾，皆吉。

太苍公避瘟丹　凡官舍旅馆，久无人到，积湿积邪，容易侵
人，焚之可以远此。五六月，终日焚之，可以避瘟。

苍术（一斤）　台芎　黄连　白术　羌活（各八两）　川芎
草乌　细辛　柴胡　防风　独活　甘草　藁本　白芷　香附　当
归　荆芥　天麻　官桂　甘松　干姜　山奈　麻黄　牙皂　白芍
（各四两）　麝香（三分）

共为细末，■点之。

一方　除夜，将家中所余杂药（调和成一处者）焚之，并焚
苍术，可避瘟疫。

一方　除夜有行瘟疫使者，降于人间。以黄纸朱书"天行已
过"四字，贴于门额，吉。

一方　悬挂马尾松枝，可免瘟疫。

一方　天行时气，宅舍怪异，并烧降真香有验。

一方　兜木香烧之，去恶气，除病瘟，产兜渠国。

一方　烧青木香、熏陆、安息胶香，可避瘟疫。

烧香避瘟　枢密王博文，每于正旦四更，烧丁香避瘟。

入病家不染　用舌顶上额，努力闭气一口，使气充满毛窍，
则不染。

避瘟丹　烧之避瘟邪气。

乳香　苍术　细辛　生草　川芎　降真　白檀

枣肉丸，焚烧。

不染瘟方

雄黄（五钱）　赤小豆（一两）　苍术（一两，泔浸去皮，壁土炒）

共为细末，水调。每服一钱。

又方　姜豉和白术浸酒，举家常服。（一方无术。）

又方　初伏，采黄花蒿阴干，冬至日研末收存，至元旦蜜调服。

又方　六月六日，采马齿苋晒干，元旦煮熟，盐醋调食之。

又方　元日，用麻子三七粒，赤豆七粒，共撒井中，避瘟。

又方　元日，吞赤小豆七粒，服椒酒一杯，却病避瘟。

又方　立春后庚子日，温蔓菁汁，合家并服，不拘多少，可避瘟。萝卜汁亦可。（蔓菁亦云芜菁）

麻豆投井方　除夜四更时，取麻子、赤小豆各廿七粒，并佳人发少许，同投井中，终岁无伤寒瘟疫。

发泥投井　除夜，以合家头发烧灰，同脚底泥包，投井中。咒曰：我家眷属，不害伤寒，瘟魔远遁，四季平安。急急如九天金轮王勒令。

避瘟方　于病人出汗时，身下舒一挑担，则不传染，须舒于褥底下，不得近身，恐挑担凉，冰汗不出。

杀鬼丹

虎头骨（真者，酥炙）　桃枭（枭系桃之干在树上者）　斧头木（系斧柄入斧头中之木）　雄黄（明亮者，另研）　桃仁（去皮、尖，麸炒黄）　朱砂（光明者，另研，各一钱五分）　犀角屑　木香　白术　鬼箭羽（各一钱）　麝香（七分五厘）

共为粗末，带之，可避瘟疫。

一方　于春分日，用远志去心，水煎。日未出时，东面饮二蛊，探吐，则疾疫不生。

一方 于谷雨以后，用川芎、苍术、白芷、藁本、零陵香各等分，煎水沐浴三次，

以泄其汗，汗出臭者无病。

■吐免疫。

桃汤 元日，服桃汤，压邪气，制百鬼。

纳椒井中 腊日之夜，令人持椒卧井旁，无与人言，纳椒井中，可除瘟病。一方，除夜取椒廿粒行之。

又方 元日，饮苍术汤并用汤沐浴及焚烧，可避终岁疫。

逐蝇祛疫法 忆昔年，入夏瘟疫大行，有红头青蝇千百为群，凡入人家，必有患瘟疫而亡者。后传一法，用铁盆不拘大小，纳白矾四两，用滚水倾入盆内，令满，将矾化开，次以口含火酒，连喷三口于盆内，又取桃核一枚，割两头，令通去仁，用纸包枪药①少许，塞桃核空壳内，用红线绳一根，穿入核内，将红线为弦，取桃枝缚作一弓，安于铁盆中。凡水内，弓背在下，弓弦向上。再用桃木作箭三枝，插于盆外，青蝇自当远避，举家即免瘟病。其盆随便安于宅之僻处，经岁莫动，相传极效。松峰记。

避瘟方 新布盛大豆，纳井中，一宿取出，每服七粒。

避疫椒柏酒 除日，用椒三七粒，东向侧柏七枝，浸酒一瓶，元日饮之。

通治疫疠方 常以东行桃枝煎汤浴之。（未病已病皆治）

避瘟方 以绛囊盛马蹄屑佩之，男左女右。

预防热病 （兼治急黄贼风）

---

① 药：原作"茇"，据三让堂本改。

葛粉（二升） 生地（一升） 豉（半升）

食后，米饮服三钱，日三服，已病则日五服。

避瘟不染 穄①米为末，顿服之。

又方 三月三日，取黍面和菜作羹食。

预解疮疹 茜根煎汁，入少酒服。（时行疹子正发时，服此则可无患）

李子建杀鬼元 避瘟疫，杀一切魑魅魍魉。

藜芦（三两） 虎骨头（两半） 雄黄 鬼臼 天雄 皂荚
芜荑（各五钱）

共为末，揉入艾绒中，用壮②纸二层卷作筒。遇瘟疫时点著，熏病人房中。

七物虎头元 （避瘟杀鬼）

虎头 朱砂 雄黄（各两半） 鬼臼 皂荚 芜荑 雄黄（各
一两）

为末，熔蜡丸弹子大。红绢袋盛一丸，系男左女右臂上，又悬屋四角，晦望夜半各当户烧一丸，晨起各人吞小豆大一丸，则不传染。

太乙流金散 （大避瘟疫）

雄黄（两半） 羚羊角（一两） 雌黄 白矾 鬼箭羽（各七
钱半）

共粗末，三角绛囊盛一两，带心前，并挂户上，又青布包少许，中庭烧之。腊月鼠烧之避瘟气。又于正旦所居处埋之，避瘟疫气。

---

① 穄（jì祭）：《说文》："穄也"。段注："此谓黍之不粘者也。"
② 壮：三让堂本作"皮"。

除瘟方

松峰审定五瘟丹（一名凉水金丹，一名代天宣化丹） 专治时症瘟疫，发热头身腹痛，谵语无汗，日久不愈。或发黄斑疹与痧，或二便五六日不行等症，并暑月一切热症。又解痘疹毒。

甘草（制，甲己年为君） 黄芩（乙庚年为君） 黄柏（丙辛年为君） 栀子（丁壬年为君） 黄连（戊癸年为君） 香附（去净细毛） 苏叶（凤头者） 苍术（米泔浸） 陈皮（以上四味为臣） 明雄（另研细） 朱砂（另研细）

制甘草法：立冬日，取大青竹竿，一头截去节，一头留节，纳生甘草末于内，蜡封紧口，浸粪坑中，头冬至取出，晒干听用。

前甘草等五味，当以某年为君者，多臣数之半。如甘草用二两，则香附等四味止用一两也。雄朱又减臣数之半，止用五钱矣。于冬至日，将甘草等九味，共为末，雄朱另研，以一半入甘草等药末中为丸，留一半为衣，再用飞金为衣。大人服者，丸如梧子，小儿服者，丸如黍米。雪水生蜜为丸，面东服五十丸。病轻日浅者，一服而愈，病深日久者，三四服而痊。忌腥辛辣油腻煎炒一切厚味。其分两如君用一两，臣则五钱，多寡不论。总臣减君一半，雄朱又减臣一半也。

松峰曰：此方兄《万氏家传·瘟疫门》中，与《马氏瘟疫发源》书内所载互有异同。万氏有苍、陈，而马则无之。万氏香附制炒，而马氏言俱不见火。万氏用雪为丸，而马氏用大黄膏子。万氏不帖金，而马氏则帖金。万氏服用滚白水，而马氏则用凉水。万氏甘草法制，而马氏不法制。其余俱各相同。愚意甘草制之则成人中黄，大能祛疫。苍术、香附，吾用其生者，盖炒之则未免有火气。飞金重帖亦妙，以其镇静也。至于用大黄膏为丸，于初感瘟疫邪尚在经者，大不相宜，当仍以雪水为丸，如恐不粘，酌加生蜜则易丸。初感瘟疫者，用滚白水送，大热时冷水送，不大便时方用大黄水送。取二方而斟酌尽善，此为近之。

柴胡白虎煎　治阳明温热，表邪不解等症。

柴胡　黄芩　麦冬（各二钱）　石膏（三钱）　甘草（七分）

引用竹叶

柴葛煎　治瘟毒表里俱热，能散毒养阴，并治痘疹。

柴胡　干葛　黄芩　连翘（去隔）　白芍（酒炒）　甘草

水煎服。

归柴饮　治营虚不能作汗，及真阴不足，外感寒邪难解者，此神方也。大便多、溏者，以冬术代当归亦佳。

当归（一两）　柴胡（五钱）　灸草（八分）

流水煎，或加姜三五片，或加陈皮一钱，或加参。

人马平安散　治一切时症，风寒暑湿，内伤生冷饮食，头风头痛，心痛，绞肠痧，闷[1]气，小肠疝气，牙痛，猪羊疯症。用簪脚点两眼角，或吹鼻孔，男左女右。

焰硝（二钱）　朱砂　明雄（各一钱）　冰片（五分）　麝香（一钱）

共为细末，端阳午时修合，磁瓶收贮，勿出气。

神仙祛瘟方　服后已病者即痊，未病者不染。

抚芎（八钱五分）　苍术（三钱三分二厘，米泔浸，炒）　甘草（一钱六分六厘）　干葛（一钱三分六厘）　生姜（三片）　葱（三棵）

连根水二碗，煎八分，空心服。病急者即当急服，勿拘空心

---

① 闷：原作"闪"。据千顷堂本改。

之说。抚芎用一钱亦效，已试。

葛根淡豉汤　治四时感冒。

葛根（五钱）　淡豉（三钱）

煎服，入姜汁少许。

人中黄丸　一味，不拘多少，饭为丸，绿豆大，下十五丸。

炒麸熨法　热邪传里，服药后将盐炒麸一升，绢包于病人腹上熨之。药气得热则行，大便易通。

松毛酒　可避五年瘟。

松毛（细切，末）

酒下二钱，日三服。

姜糖引　治瘟疫，兼治伤寒。

白糖（一两）　生姜（五钱，捣烂）

滚水和服，不应，再服。

头痛如破

连须葱（半斤）　生姜（二两）

水煮，温服。

姜熨法　治胸膈不宽，一切寒结热结，水结痰结，痞气结。生姜捣如泥，将汁拧出存用。取渣炒热绢包，揉熨心胸胁下，渣冷，入汁炒，再熨。

仙传吐法　治一切瘟疫，伤寒伤风，伤酒伤食（病初得，用之更宜）。饮百沸汤半碗，以手揉肚再饮，再揉，直至腹无所容。用鸡翎探吐，吐后煎葱醋汤饮之，覆衣取汗，甚捷。

诸葛行军散

绿豆粉（一两）　麻黄（末，八钱）

共研烂，和匀。每服一钱，用无根水调服，汗出即愈。

灵宝辟瘟丹

苍术（一斤）　降香（四两）　雄黄（二两）　硫黄（一两）　硝石（一两）　柏叶（半斤）　丹参（二两）　桂皮（二两）　藿香（二两）白芷（四两）　桃头（四两，五月五日午时收）　雄狐粪（二两，尖头者是）　菖蒲根（四两）　升麻（一两）　商陆根（二两）　大黄（二两）羌活（二两）　独活（二两）　雌黄（一两）　淹叭香（如无，可减）赤小豆（二两）　仙茅（二两）　朱砂（二两）　鬼箭羽（二两）

以上共二十四味，按二十四气为末，米糊为丸，如弹子大，焚一丸。

松峰按：桃头不知何物，岂桃树尖耶。淹叭香出淹叭国[1]，色黑有红润者佳，以软静色明者为上。烧之能避邪魅。

逐瘟方

地黄（八两）　巨胜子（一升，研，再同地黄捣烂）　牛膝（四两）　五加皮（四两）　地骨皮（四两）　官桂　防风（各二两）仙灵皮（三两）

用牛乳五两，同甘草汤浸三日，以半升同乳拌仙灵皮，放磁瓶内，饭锅中蒸之，待牛乳尽出（出字存疑），方以温水淘切，同前药剉细，袋装，浸于二斗酒中数日，药味全下后去渣，十月朔饮至冬至。

一方　雪水能解瘟疫（当收贮听用）。单饮煎药俱可。

一方　腊月取皂角烧为末，收贮。遇时疫，早起井华水调服一钱，或加姜汁、蜜少许。（井华水，清晨第一次汲者。）

干艾煎　治瘟疫头痛，壮热[2]脉盛。

干艾叶（三升）

---

[1]　淹叭国：今巴基斯坦北部之安部。《孔雀王经》义净译作"庵跛离"

[2]　热：原缺，据千顷堂本补。

水一斗，煮一升，顿服取汗。

松峰按：水酒以升斗计，不行于今久矣，况艾叶乎？用时艾叶计以钱，水计以盅可耳。

椿皮煎　治瘟疫头痛壮热，初得二三日者。

生椿皮（一升，切）

水二升半，煎，每服八合。

松峰云：椿系香椿。今之臭椿乃樗耳。

蒿柳汁　治瘟疫伤寒，不论日之多少。

黄蒿心（七个）　柳条心（七个）

入碗内捣烂（或少加水亦可），滤去渣，用鸡子一个，飞金三贴，和汁搅匀，令病人一口吸尽，随即炒盐半碗，研细罗下，用手蘸盐，将病人胸腹并前后心遍擦，再速用黄蒿、柳条熬滚水，将病人周身荡之。照方如是者三次，立时发汗而痊。

吕祖塞鼻丹　歌曰：沉香木香（皆末）共乳香，硼砂皂角共良姜，细辛当归各等分，巴豆川椒及麝香，又加朱砂雄黄等，血蝎硇砂熟枣穰（捣烂），每粒丸成桐子大，呼吸补泻便离床，口含冷水面朝上（仰卧），不问轻重一炷香，祖师留下灵丹药，诸病闻之自安康。（用此药治瘟疫亦可，故选入。治瘟疫应去巴豆）

人马平安行军散

明雄　朱砂　火硝　枯矾　乳香（去油）　儿茶　冰片　麝香　硼砂　没药（去油）

各等分，共为细末。点大眼角，男左女右。冰麝少加亦可。一点绞肠沙，二点气腰痛，三点重伤风，四点虫蝎伤，五点火眼发，六点走风痛，七点急心痛，八点急头痛，九点火牙痛，十点牛马驴。

神柏散　治瘟疫。用庙社中西南柏树东南枝（疑用嫩枝带叶者），晒干研末。新汲水下二钱，日三次。

六合定中丸

苏叶（二两，炒） 宣木瓜（二两，微炒） 真藿香（二两，带梗） 子丁香（一两，研，毋见火） 白檀（一两） 香薷（一两，晒，不见火） 木香（一两，不见火） 甘草（一两，微炒）

共为细末，滴水为丸如椒大。每服二钱。一治胸膈饱闷，用生姜二片，煎水服。一呕吐用滚水半盅，对姜汁少许服。一霍乱用生姜二片煎水，加炒盐五分服。一不服水土，煨姜三片，煎水服。一绞肠沙，炒盐水煎服。一泄泻，生姜煎水服。

藕蜜浆 治时气瘟症。生藕，捣取汁一盅，入蜜一合，和匀，分作两服。

生姜益元煎

益元散（三钱） 生姜（三钱，捣）

黄酒、水各半盅，煎三滚，温服即愈。除瘟解毒。

松峰云：方书每言一滚者，盖言煎滚取下，落滚再煎，再落，如是者三。

天行病心闷 用水中苔捣取汁。

治瘟方 用红糖入罐内，封固，蜡塞口，腊月浸粪坑中，二月取出，遇瘟疫，用水调服。

患疫忌荤一日。

牛桑饮 治余热不退，烦渴，四肢无力，不能饮食。牛旁根（生，捣汁）约五六合，空腹分二服，服讫，取桑叶一大把，炙黄水一升，煮五六合服，暖覆取汗。无叶用枝。

白药散 治瘟疫。白药子（出江西，叶似乌旧子，如绿豆）末，空腹，水顿服，即仰卧一食时，候心头闷乱或恶心，腹内如车鸣刺痛，良久或吐利数次，皆勿怪，服冷粥一碗止之。

神曲煎（此方治瘟疫初起。自直隶传来，试之亦不甚效。意或瘟疫由食积而发者，服之始效耶）

神曲（五钱，炒）　青皮（一钱）　葛根（一钱）　枳实（钱五）红曲（钱五）　芫荽（根，七条，鲜者更妙）

瓜蒌汤　大瓜蒌一个，取瓢剉，置碗中，热汤一碗沃之，盖良久，去渣，不拘时服。

治热病头痛发热。

一方船底苔，疗天行时疫，伏热温毒。

治瘟疫秘方

麦冬（三钱，去心）　灯心（三十寸）　芫荽梗（三十寸）　枣（三枚，劈）　竹叶（三十片）

流水煎，热服。

治瘟疫并大头方

大力子　防风（各等分）

共为末，每用五钱，黄酒一盅，水一大盅，同煎，空腹温服，盖被出汗。

六一泥饮　治瘟疫八九日，已经汗、下不退，口渴咽干欲饮水者。六一泥（即蚯蚓粪）不拘多少，新汲水调服。

鸡子拖法（治同上）　用鸡子打一孔，留黄，将青倾在病者腹上，用手在腹上圆转摊搓，久则渐成白沫，用手抹弃，再敲开一鸡子，依样搓之。止用四五枚，腹内便觉清凉。

观音救苦散　专治伤风伤寒，并疫气所侵，稍觉头昏脑闷，项背拘急，吹鼻取嚏，毒气随散，永不染着，仙方也。

川芎　藿香　黎芦（各三钱）　丹皮（去心）　元胡索　朱砂（各二钱）　雄黄　白芷　牙皂（各四钱）

七味草药共为细末，朱雄另研，调入收贮。用时先噙水在口

149

内，次以药吸入两鼻孔，吐水取嚏。未病者吹之不染，牛马等受瘟者，吹之亦效。

治鬼魅魇①人法

降香（末，一钱）　皂角（末，一钱）　朱砂　雄黄（各三分，研）　麝香（三分，与上同研）　艾叶（五钱，揉烂）

将药末揉入艾中，草纸裹为长筒，点、放床底则不魇，兼祛百怪恶邪之气。

太乙紫金锭（一名紫金丹，一名玉枢丹）　瘟疫烦乱发狂，喉闭喉风，以及阴阳二毒，伤寒心闷，狂言，胸膈滞塞，邪毒未出，俱薄荷汤下。凡遇天行时疫，沿街阖户传染者，用桃根汤磨浓滴鼻孔，再服少许，任入病家不染。兼治数十种杂症，用引各殊，俱载《医宗金监·外科·脾发疽门》中，兹不录。

雄黄（三钱，取明红大块研）　朱砂（三钱，大而有神气者，研）麝香（三钱，真者拣净皮毛，研）　川五倍子（二两，一名文蛤，捶破去虫屎，研）　红芽大戟（一两五钱，去芦根，洗净，焙干为末。杭州紫色者为上，江南土大戟次之。北方绵大戟，色白性烈害人，勿用）千金子仁（一两，白者去油，一名续随子）

上药各择精品，于净室中制毕，候端午、七夕、重阳，或天月德②，天医黄道③上吉之辰，合药。前三日斋戒，至期，更衣洗手熏香，设药王牌位，焚香拜祷毕，将前药逐味称准，入大乳钵内，再研数百转，入细石臼内，渐加糯米浓汁调和，软硬得中，用杵捣千余下，至极光润为度。每锭一钱。修合时，除使令之人，余皆忌

---

① 魇（yǎn 掩）：压也。

② 天月德：月之德神也。正、五、九月在内，二、六、十月在甲，三、七、十一月在戊，四、八、十二月在庚。

③ 天医黄道：《说郛·潜居录》："八月朔……古人以此月为天医节，祭黄帝岐伯。"黄道，谓黄帝所行之道。

见。做此药唯在洁诚方效。病人每服一锭，势重者再服一锭，以通利为度。利后温粥补之。

通治瘟病　初得头痛，脉大壮热。小蒜汁，少加水顿服，再服即痊。

岚瘴　大蒜，生熟各七片共食。少顷腹鸣，或吐血泄泻即愈。

治时气　猪脂如弹丸，温水化服，日三次。

苦参酒　治瘟疫欲死，并治热毒气欲死。苦参一两，黄酒一壶煮半壶，饮尽当吐则愈。诸毒病服之，覆取汗皆愈。（此方三见，各有不同，故并录之。）

梓皮饮　生梓白皮切，水煎服。治时气瘟病，头痛壮热，初得一二日者。瘟病复感寒邪，变为胃宛①，治同。

襄荷汁　治伤寒瘟病，初得头痛壮热脉盛者。襄荷连根叶捣，绞汁服。

治瘟疫　虎耳草擂酒服，治瘟疫。

时行风热　蒎菜（音甜，一名菩荙，齐鲁名为滚当），捣汁饮之。

梨甘饮　通治瘟疫。

梨树皮　大粉草（各一两）　黄秫谷（一合，为末）　百草霜（一钱）

共为细末，每服三钱，白汤日二服。

时气头痛烦热　皂角烧研，入姜汁、蜜各少许，水和二钱服之。先以热水淋浴，后服药，取汗即愈。

时疾烦闷泻痢大渴孕妇心热等症　芦根一两，煎浓汤服。

天行热疾烦渴发狂及服金石心热发渴　并煮苎汁服。

瘟毒大热　壮猪干粪，水渍，取清饮。

---

①　宛（yù玉）：通作宛。《说文》"宛"下，段注："宛与蕴，蕴与郁，声义皆通。"《史记·扁鹊仓公列传》："寒湿气宛。"

松峰说疫卷之六

诸城刘奎松峰著辑
男秉锦濯西述校
福山刘嗣宗南瑛参阅
表侄李逢虔谨庵录

运 气

五运详注

阴阳化生五行（木火土金水），流①为十干（甲乙丙丁戊己庚辛壬癸）。天干运化于五方位（甲乙东方木，丙丁南方火，壬癸北方水，戊己中央土，庚辛西方金，分为五运）。

木为初运，火为二运，土为三运，金为四运，水为五运。此乃主运，年年不移。

天干阴阳配合化为五运

甲与己合，化土之岁，土运统之。

乙与庚合，化金之岁，金运统之。

丙与辛合，化水之岁，水运统之。

丁与壬合，化木之岁，木运统之。

戊与癸合，化火之岁，火运统之。

此乃客运，每岁迭迁。

---

① 流：《广雅·释言》："流，演也。"

六气详注

阴阳化生地支十二（子寅辰午申戌，六阳年；丑卯巳未酉亥，六阴年）。

阴阳配合五行运化五方位

寅卯属春，东方木也。巳午属夏，南方火也。申酉属秋，西方金也。亥子属冬，北方水也。辰戌丑未四季，中央土也。

阴阳刚柔对冲化为六气（风火暑湿燥寒也）

子午之岁　少阴君火司天（阳）　卯酉阳明燥金在泉（阴）

丑未之岁　太阴湿土司天（阴）　辰戌太阳寒水在泉（阳）

寅申之岁　少阳相火司天（阳）　巳亥厥阴风木在泉（阴）

卯酉之岁　阳明燥金司天（阴）　子午少阴君火在泉（阳）

辰戌之岁　太阳寒水司天（阳）　丑未太阴湿上在泉（阴）

巳亥之岁　厥阴风木司天（阴）　寅申少阳相火在泉（阳）

六气分主客

主气以其年年不移，故谓之主。

厥阴风木为初之气，主大寒至春分。少阴君火为二之气，主春分至小满。

少阳相火为三之气，主小满至大暑。太阴湿土为四之气，主大暑至秋分。

阳明燥金为五之气，主秋①分至小雪。太阳寒水为六之气，主小雪至大寒。

客气加于主气之上，以其年年迁转，故谓之客。

子午之岁，少阴君火司天，卯酉阳明燥金在泉。

---

① 秋：原缺。据三让堂本补。

初之客气，太阳加厥阴之上。二之客气，厥阴加少阴之上。三之客气，少阴加少阳之上。四之客气，太阴加太阴之上。五之客气，少阳加阳明之上。六之客气，阳明加太阳之上。

丑未之岁，太阴湿土司天，辰戌太阳寒水在泉。

初之客气，厥阴加厥阴之上。二之客气，少阴加少阴之上。三之客气，太阴加少阳之上。四之客气，少阳加太阴之上。五之客气，阳明加阳明之上。六之客气，太阳加太阳之上。

寅申之岁，少阳相火司天，巳亥厥阴风木在泉。

初之客气，少阴加厥阴之上。二之客气，太阴加少阴之上。三之客气，少阳加少阳之上。四之客气，阳明加太阴之上。五之客气，太阳加阳明之上。六之客气，厥阴加太阳之上。

卯酉之岁，阳明燥金司天，子午少阴君火在泉。

初之客气，太阴加厥阴之上。二之客气，少阳加少阴之上。三之客气，阳明加少阳之上。四之客气，太阳加太阴之上。五之客气，厥阴加阳明之上。六之客气，少阴加太阳之上。

辰戌之岁，太阳寒水司天，丑未太阴湿土在泉。

初之客气，少阳加厥阴之上。二之客气，阳明加少阴之上。三之客气，太阳加少阳之上。四之客气，厥阴加太阴之上。五之客气，少阴加阳明之上。六之客气，太阴加太阳之上。

巳亥之岁，厥阴风木司天，寅申少阳相火在泉。

初之客气，阳明加厥阴之上。二之客气，太阳加少阴之上。三之客气，厥阴加少阳之上。四之客气，少阴加太阴之上。五之客气，太阴加阳明之上。六之客气，少阳加太阳之上。

司天在泉左右间气

开列于下：

左间太阴 子午少阴君火司天 右间厥阴	右间少阳 阳明燥金在泉 左间太阳	左间太阳 卯酉阳明燥金司天 右间少阳	右间厥阴 少阴君火在泉 左间太阴
左间少阳 丑未太阴湿土司天 右间少阴	右间阳明 太阳寒水在泉 左间厥阴	左间厥阴 辰戌太阳寒水司天 右间阳明	右间少阴 太阴湿土在泉 左间少阳
左间阳明 寅申少阳相火司天 右间太阳	右间太阳 厥阴风木在泉 左间少阴	左间少阴 巳亥厥阴风木司天 右间太阳	右间太阴 少阳相火在泉 左间阳明

司天在泉解

司天在泉四间气者，乃客气之六部也。凡主岁者为司天，位当三之气。司天之下，相对者为在泉，位当终之气。司天之左，为天之左间，右为天之右间。每岁客气始于司天前二位，乃地之左间①，是为初气，以至二气、三气，而终于在泉之六气，每气各主一步。然司天主行天之气令，其位在上，自大寒节起，主上半年，在泉主地之气化，其位在下，自大暑节起，主下半年。岁运居上下之中，主气交之化。故天气欲降，则运必先之而降；地气欲升，则运必先之而升。又论曰：初之气、二气、三气尽，天气主之；四气、五气、终气尽，地气主之。此即上下卦之义。然

---

① 地之左间：原作"天之右间"，详初之气乃地之左间，故据改。

则三气、四气是一岁之气交也。天地气交之时，自四月终，至八月终，共四个月。一百廿日之间，而岁之旱潦丰俭，物之生长收成，皆系乎此。故曰：气交之分，人气从之，万物由之也。

岐伯曰：上而司天，下而在泉，中而气交，人之居也。言天者求之本，言地者求之位，言人者求之气交。本者，天之六气，风火暑湿燥寒也。位者，地之六步，木火土金水火也。言天者求之本，即六气之胜衰，而上可知也。言地者求之位，即六部之终始，而下可知也。人在天地之中，故求于气交，则安危亦可知矣。又论曰：天气下降，地气上升，一升一降，气交于中，人居之则生万物，皆气交之使然。盖天无地之升则不能降，地无天之降则不能升。天地互相升降，循环之道也。天气不足，地气随之；地气不足，天气从之，运居中而当先也。如司天生克中运为顺，中运生克司天为逆，在泉亦然。顺分生克之殊，逆有大小之别，此古人举运气之端倪耳。若其二气相合，象变迥异，变化无穷。如四时有非常之化，常外更有非常。四时有高下之殊，殊中又分高下。百步内晴雨不同，千里外寒暄非一。故察气候者必因诸天，察方宜者必因诸地。圆机之士①，当因常以察变，因此以察彼。庶得古人未发之妙欤。

五运天时民病

岁运有余属先天，为大过之年。甲丙戊庚壬（五阳刚之年）。

六甲年（甲己化土）。甲为阳刚之上，上太过是谓敦（厚也）。阜（高也）。万物之化，无不赖上以克成。土本高厚，在山川烟埃朦郁，土之气也。雨湿流行（湿生则燥避），土之化湿，土胜克

---

① 圆机之士：此谓于事能融会贯通而不偏执者。

水，故肾脏受邪，治当以除湿补肾。脾属土，甚则土邪有余，脾经自病。脾主肌肉，外应四肢。肌肉痿，行善瘈（抽掣），脚下痛。脾太过则令四肢不举。脾虚则腹鸣飧泄不化。其德厚重，故其政安静。其动柔润重淖（泥湿），其变震惊飘聚（雷霆暴风），崩溃（洪水冲突①）。此以土极而兼木复之化。其谷稷麻（稷土谷，麻木谷），其果枣李（枣土果，李木果），其畜犬牛（牛土畜，犬木畜。育齐也），其虫倮毛（土气有余，倮毛齐化）。太溪，肾脉也，土亢则肾绝，故死不治。

六丙年（丙辛化水）。丙为阳刚之水，水太过为流衍之纪。水胜则阴气大行，天地闭而万物封藏。岁水太过，寒气流行，寒病乃生，邪害心火。水化寒，水胜则克火，故心脏受邪。治当以逐寒补心。民病身热烦躁，心悸②阴厥，上下中寒，谵妄心痛。甚则水邪有余，肾脏自病。肾病则腹大胫肿，喘咳身重寝汗。其德凝惨寒雾（雨雪貌），其动漂（浮于上）泄（泻于上）沃（灌也）涌（溢也），其变（非时而有曰变）冰雪霜雹，其病胀（水气盛），其象冬，其气坚，其谷豆稷（豆水谷，稷土谷），其果栗枣，其畜彘牛（水畜，牛土畜），其虫鳞倮（水有余故鳞倮育）。神门，心脉也，水亢则心绝，故不治。

六戊年（戊癸化火）。戊为阳刚之火，火太过乃赫曦之纪，阳光炎盛也。阳盛则万物俱盛，阴气内化，阳气外荣，阴降于下，阳升于上也。民病火邪伤阴，寒热交争，故为疟。火克肺金，令人喘咳。火逼血妄行于上，故口鼻出血。下泄于二便，故水泄注下。火炎上焦，则咽干耳聋。肩背皆痛，其动炎灼妄扰，火盛之害也。其德暄暑郁蒸，热化所行，其应夏也。其变炎烈沸腾，火

---

① 突：原作"央"。据千顷堂本改。
② 悸：原作"委"。据《素问·气交变大论》改。

气太过，热极之变也。其病笑疟疮疡，血流狂妄目赤，皆火盛也。若火不能务其德，暴烈其政，甚则雨冰霜雹，则金气受伤，水必来复之，故其为灾如此。而寒邪反伤心也。其谷麦豆（其麦火谷，其①豆水谷），其果杏栗（杏火果，栗水果），其畜羊彘（羊火畜，彘水畜，其育齐也），其虫羽鳞（羽属火，鳞属水）。太渊，肺脉也，火亢则肺绝救②，故死不治。

六庚年（乙庚化金）。庚为阳刚之金，金太过乃坚成之纪，万物收引而退避也。岁金太过，燥气流行，燥病乃生，肝木受邪，治当清燥补肝。民病两胁下少腹痛，目赤眥疡，耳无所闻，皆肝胆经病。金气太过则肃杀甚，故伤及肝经。若肝不及，则令人胸痛引背，下则两胁胠胀，甚则不可反侧，金伤于肝也。金邪有余，肺经自病，故喘咳气逆，肩背痛。金病不能生水，以致肾阴亦病，故尻阴股膝髀腨胻足皆痛。其德雾露萧瑟，清肃之化也。其变肃杀凋零，杀令行也。其动暴折（金气有余），疡疰（皮肤之疾）。金不务德而暴害乎木，火必报复而金反受伤。其病喘喝，胸臆③仰息。火乘肺金，故其病咳，其谷稻黍，其果桃杏，其畜鸡马，其虫介羽。太冲者，肝脉也，金亢则肝绝，故死不治。

六壬年（丁壬化木）。壬为阳刚之木，布散阳和，发生万物之象也。木和相生，则阳和布化，阳气日进而阴气日退。岁木太过，木之化风，风气流行，风病乃生。木胜则克脾土，故脾脏受邪，治当平肝木以补脾土。木太过侮土，则金必复之。故乘秋令而为灾如此。至其为病，则邪反伤肝矣。民病飧泻，食减体重，烦冤肠鸣，腹胁支满，皆脾虚气衰所致。木胜肝强，故善怒眩冒

---

① 其：详前后文例，疑衍。

② 救：详此义及前后文例，疑衍。

③ 臆：《素问·五常政大论》作"凭"。《广雅·释诂》："凭、臆，满也。"

巅疾，甚则反胁痛而吐甚（木邪伤胃）。其动掉眩巅疾（风木太过），其德鸣（风木声）靡（散也）启拆（即发陈之义），其变振（怒）拉（败拆）摧拔，其谷麻稻（麻木谷，稻金谷），其果桃李（李木果，桃金果），其畜鸡犬（鸡金畜，犬木畜），其虫毛介。冲阳，胃脉也，木亢则胃绝，故死不治。

岁运不及属后天，为不及之年。乙丁己辛癸（五阴年）。

六丁年（丁壬化木）。丁为阴柔之木，木气不及，是谓委和之纪。阳和委屈，发生少也。木气衰，土气无制也。火无所生，故长自平。木衰金胜，故收气乃早。岁木不及，燥乃大行（木不及，则金乘之），燥病乃生。生气不政，物秀而实，草木晚荣，凉雨时降，风云并兴。民病中清，胠胁满，少腹痛。金气乘木，乃肝之病也。肠鸣溏泄，木不生火，乃脾之寒也。其病肢废痈肿疮疡。木被金伤，肝筋受病，风淫末疾，故为肢废痈肿疮疡，所由生也。其主飞蠹蛆雉（蛆化为蝇，其性喜暖，火运之年尤多。雉火禽，凡此皆火复之理也），其气敛，其用聚（木兼金化，收气胜也），其谷稷稻（稷上谷，稻金谷。木不及，二谷当成），其果枣桃（枣土果，桃金果。木不及则二果盛），其畜犬鸡（犬木畜，鸡金畜），其虫毛介（毛木虫，介金虫）。草木晚荣（木不及），苍干凋落（金盛之）。物秀而实，肤肉内充。生气虽晚，化气速成故也。阳明上临，金气清肃，故为白露早降。金胜火必衰，火衰土必弱。虫蚀甘黄①。甘黄属土，而阴气蚀之，故虫生焉（观晒能除蛀，则虫为阴物可知）。胜复皆因于木，故灾眚在三，东方震宫也。

六乙年（乙庚化金）。乙为阴柔之金，金气不及，是谓②从革之纪。岁金不及，而火气乘旺，故灾乃大行，热病乃生。治当清

① 黄：原脱。据此文义及《素问·气交变大论》补。
② 谓：此上原有"为"字，千顷堂本无。据此文义及前后文例删。

肺降火。民病肩背（督冈），重鼽嚏（鼻流清涕），血便注下，金受火邪，故为此诸症。金衰火亢，水来复之，故寒雨暴至，乃令冰雹霜雪，灾伤万物，寒之变也。是谓无根之火，故为头脑户痛，延及脑项，发热，口疮，心痛等症。炎光赫烈，则冰雪霜雹，乃火盛金也。其病咳喘，鼽衄，火有余而病及肺也。其谷麻麦（麻木谷，麦火谷。二谷成），其果杏李（李木果，杏火果。金不及故二果成），其畜鸡羊（鸡金畜，当衰；羊火畜，当盛），其虫介羽（介金虫，羽火虫）。胜复皆因于金，故灾眚在七，西方兑宫也。

六己年（甲巳化土）。己为阴柔之上，土气不及，是为卑监之纪，则木气乘旺，故风气盛行，治当以益脾平肝。化气失令，木专其政，则草木荣美。发生在木而成实在土。土气不冲，故秀而不实，成而粃也。土德衰，故雨愆期。金无所生，故收气平也。民病飧泄霍乱，体重腹痛，筋骨繇（摇也）复（摇动反复），肌肉瞤酸善怒，蛰虫早附。凡此飧泄等症，皆脾弱肝强所致。土衰木旺，金乃复之（子复母仇）。其为胸胁暴痛，下引少腹者，肝胆病也。其土脏病，则为涌沤，肉理病则为疮疡溃烂痈肿。其病胸满痞塞，土气不足，而脾不运也。其病飧泄，土衰风胜也。其谷豆麻（豆水谷，麻木谷。二谷成），其果李栗（李木果，栗水果。土不及，故二果成），其畜牛犬（牛为土畜，当衰；犬为木畜，当盛），其虫倮毛（倮属土，毛属木）。胜复皆因于土，故灾眚见于四维。土位中宫，而寄旺于四隅，辰戌丑未土也。

六辛年（丙辛化水）。辛为阴柔之水，水气不及，是为涸流之纪，则源流干涸也。六辛阴水之年，阳反用事。水不及而湿土乘之，故湿病乃生，治当补肾除湿。水衰则火土同化，故气反用，其化乃速，暑雨数至。民病腹满，身重濡泄，寒疡流水，腰股痛，足痿清厥（寒厥），脚下痛，甚则附肿（附同浮），脏气（水气）不收，肾气不衡（平也。不收不衡，水气衰也），火无所畏，故蛰虫不藏也。草木条茂，荣秀满盛，长化之气丰而厚也。埃昏骤雨（土胜水），则振拉摧拔（木复土）。其病癃闭，肾气不化也。水不及故邪伤肾也。其谷黍稷（黍火谷，稷土谷。二谷当成。黍火谷，而本经①作麦），其果枣杏（枣土果，杏火果。水不及，则二果成），其畜彘牛（彘水畜，当衰，牛土畜，当旺），其虫鳞倮（鳞水虫，倮土虫。盛衰亦然）。胜复皆因于水，故灾眚在一，北方坎宫也。

六癸年（戊癸化火）。癸为阴柔之火，火气不及，是谓伏明之纪。阳德不彰，光明伏也。岁火不及，而金乘之，故寒乃大行，寒病乃生，治当补心逐寒。火不及，生物不长，成实而稚，遇化已老。物之成实者，惟稚而短，及遇土化之令，而气已老矣。阳气屈伏，蛰虫早藏，阳不施于物也。民病胸中痛，胁支满，两胁痛，脊背肩胛间及两臂内痛。凝惨栗烈（水胜火），暴雨霪霖（土复水），雷霆震惊（火郁达之），沈阴淫雨（此皆湿复之变）。其主冰雪霜寒，水反胜也。其病昏惑悲忘，乃火不足，而心神溃也。其谷豆稻（豆水谷，稻金谷。二谷成）。其果栗桃（栗水果，桃金果。火不及，故二果成），其畜马彘（马火畜，当衰；彘水畜，当旺），其虫羽鳞（羽属火，鳞属水。有盛衰）。盛复皆因于火，故灾眚在九，南方离宫也。

六气天时民病

子午之岁。（壬子　壬午　戊子　戊午　甲子　庚子　庚午　丙子

---

① 本经：系指《素问·五常政大论》。

丙午 甲午）

少阴君火司天，岁气热化之候。司天者，天之气也。阳明燥金在泉，在泉者，地之气候也。君火者，手少阴心经也。心者，君主之官，神明出焉。君火乃人身之主宰，阳气之本，余象主土，乃发生万物之源。少阴司天，其化以热。凡炎蒸郁燠，庶类蕃茂，皆君火之化，而阳光明耀，温养万物。热淫于上，故火行其政。君火之下，阴精承之，故大雨且至。民病胸中烦热嗌干等症。皆君火上炎，肺金受伤也。金气主右，故右胁满。按经脉篇以溺色变，肩臂背臑及缺盆中痛，肺胀满，膨膨而喘咳，为手太阴肺经病。鼽衄，肩前臑痛，为手阳明大肠经病。盖肺与大肠为表里，金被火伤，故诸病皆主于肺也。尺泽穴，手太阴肺脉也。在肘内廉大纹中，动脉应手。金不胜火，则肺气竭，而尺泽绝，故死不治。羽虫属火，同天之气，故安静。介虫属金，同地之气，故育。金气在地，则木衰，故毛虫胎孕不成。

阳明燥金在泉，地之气候也。金气燥淫胜于下，雾雾清暝。民病喜呕，呕而苦，善太息，心胁痛，不能转侧，甚则嗌干，面尘身无膏泽，足外反热，为足少阳胆经病。嗌干面尘，为厥阴肝经病。此以金邪淫胜，故肝胆受伤，为病如此。介虫属金，同其气故育。毛虫属木，受其制故耗。金火之气不相合，故羽虫不成。燥金在泉，燥在地中，故湿毒之物不生。

子午之岁

壬子 壬午

上少阴君火司天，中太角木运，下阳明燥金在泉。运生天气曰小逆，木上生火也，故病亦微。子午之岁，当少阴君火迁正司天，而太阴湿土，以上年在泉之右间，当升新岁司天之左间。故畏天冲，木星胜之也。遇壬子、壬午木运之年，壬为阳木有余，其气先天而至。岁运遇木，乃能胜土，故太阴湿土，升天不前，则为土郁，木之胜也。人病在脾，土郁之发，必待其得位之时而后作。壬午年，刚柔失守。微甚如见，三年化疫。微至乙酉，甚在甲申，土疫发也。药宜泻黄散，煎汤量冷，研五瘟丹，不拘时空心送下。木强民病，则脾胃受抑，为黄疸满闭等症。其运风鼓，其化鸣紊启拆，其变振拉摧拔，其病支满，肝木强也。

戊子（天符）　戊午（太乙天符）

上少阴君火司天，中太徵火运，下阳明燥金在泉。运于司天之气相同，曰天符。运与气皆火。戊午年，运临本气之位，曰岁会。火运临之，午火位也。其运炎暑，其化喧曜郁燠。遇太阳司天曰热，少阳司天曰暑，少阴司天曰炎暑，皆兼司天之气，而言运也。其变炎烈沸腾，太徵之变也。其病上热血溢，阳火盛也。此二年，多热症而无瘟疫。

甲子　甲午

上少阴君火司天，中太宫土运，下阳明燥金在泉。天气生运曰顺化，火下生上也。当年少病。其运阴雨，其化柔润时雨。其变振惊飘骤，太宫之变也。其病中满身重，土湿之滞也。子午之年，阳明燥金当迁正在泉，而太阳寒水，以上年司天之右间，当降为新岁在泉之左间，故畏地阜，土胜窒之也。水运降地，而土运抑之。遇土运太过，先天而至。甲子甲午年，阳土有余之岁，土运承之，降而不入。即天彰黑气，暝暗凄惨。才施黄埃而布湿寒，化令气蒸湿复，令久而不降，伏之化郁。寒郁于上而湿制之，则脾肾受邪。故民病寒厥，四肢重怠，阴痿少力，天布沉阴，蒸湿间作也。甲子甲午，刚柔失守。如此三年，变而为大疫也。水气被抑，至三年后必发为水疫。甲子至丙寅，三年首也。至丁卯，三年后也。药宜泽泻、知母、青黛、元参、连翘、童便各一钱，煎汤量冷，研化五瘟丹，并青黛末，调服。

庚子　庚午（天刑之年，俱同天符）

上少阴君火司天，中太商①金运，下阳明燥金在泉。庚子庚午年，运同司地，曰燥金太过之运，加地气曰同②天符。天刑之年，火下克金也，故曰不相得则病。虽有杂症，而无瘟疫。本年金运太过，而君火司天制之，则金得其平，所谓坚成之纪。其运凉劲，其化雾露萧瑟，其变肃杀凋零，其病下清。（谓二便清泄，及下体清冷。金气之病也）

丙子（岁会）　丙午（天气不和之年）

上少阴君火司天，中太羽水运，下阳明燥金在泉。丙子年，运临本气之位，曰岁会，子水位也。运克天气曰不和。水上克火，故病甚也。杂病虽多，而无瘟疫。其运寒，其化凝惨栗冽，其变冰雪霜雹。云驰雨府，湿化乃行，时雨乃降。此即阳明司地，燥极而泽之义。民病咳喘，血溢血泄，鼽嚏目赤眦疡，寒厥入胃，心痛腰痛，腹大嗌干肿痛等症。

初之气，客气太阳寒水，加厥阴用事。地气迁，热将去。上午乙亥，少阳终之气，至此已尽。寒乃始，蛰复藏，水乃冰，霜复降，风乃至，阳气郁，寒水之气客于春前，故其为候如此。民反周密，关节禁固，腰椎（音谁，尻骨）痛，炎暑将起，中外疮疡。（寒气为病。然少阴君火司天，又值二之主气，故炎暑将起，中外疮疡）

二之气，阳气布，风乃行，春气以正，万物应荣，寒气时至，民乃和。风木之客，加于君火之主，故阳气风行春气，万物荣也。司天君火末盛，故寒气时至，水火应时，故民气和。其病

① 商：原作"角"。详庚子、庚午之岁，中运当谓太商，故据改。
② 同：原无。详太过之运加地气当曰同天符，故据补。

淋，目赤，气郁于上而热，君火为病也。

三之气，客气君火司天，加于相火之主，故大火行，庶类蕃鲜，火极水复，热极寒生，故寒气时至。民病气厥心痛，寒热更作，咳喘目赤，二火交炽。

四之气，客主之气皆湿土用事，故为溽暑，大雨时至，寒热互作。民病寒热嗌干黄瘅，鼽衄渴饮，湿热之病也。

五之气，畏火临，暑反至，阳乃化，万物乃生、乃长、乃荣，民乃康。（畏火，相火，当秋而阳化，故物荣民康）

终之气，燥令行，燥金之客，加于寒水之主，金气收，故五之气，余火内格，而为病咳喘，甚则血溢，寒气数举，则雾雺翳，皆金水之化也。

丑未之岁（丁丑　丁未　辛丑　辛未　癸丑　己丑　己未　乙丑　乙未　癸未）

太阴湿土司天，岁气湿化之候。司天者，天之气也。太阳寒水在泉，在泉者，地之气也。湿土者，足太阴脾经也。脾主中央戊己土，每季寄旺十八日，合为七十二日，以应一岁六六三百六十之数。太阴司天，土气在天为湿化。凡云雨滋润，津液充实，皆土之化。湿淫于上，故沉阴雨变。浸渍为伤，故物枯槁。民病胕肿痛①等症，皆土旺克水，肾经病也。按经脉篇云：以腰脊头项痛，为足太阳膀胱病。以饥不欲食，咳唾则有血，心如悬，为足少阴肾经病。肾与膀胱为表里，水为土克，故诸病本于肾。太溪，足少阴肾经脉也，在足内踝后跟骨上动脉应手。水不胜土，则肾气竭，而太溪绝，死不治。丑未之岁，倮虫属土，同天之气，故安静无损。麟虫属水，同地之气，故育。在泉水盛则火

① 痛：此上《素问·至真要大论》有"骨"字。按肾主骨，肾经病则骨痛。此但言痛，义失之，或当据补。

衰，故羽虫胎孕不成。

太阳寒水在泉，寒淫胜于下，则凝肃惨栗。民病少腹控睾，引腰脊，上冲心痛，嗌痛，颔肿，血见（寒淫于下，自伤其类则膀胱与肾受之。膀胱居腹，故少腹痛；肾主阴丸，故控睾。太阳之脉，挟脊抵腰中，故引腰脊；肾脉络心，故上冲心痛。心主血，而寒逼之，故见血。嗌痛颔肿，为小肠经病，亦水邪侮火而然）。鳞虫属水，同其气，故育。羽虫属火，受其制故耗。水土之气不相合，故倮虫不育。太阳寒水在泉，寒在地中，故热毒之物不生。

丑未之岁

丁丑　丁未

上太阴湿土司天，中少角木运，下太阳寒水在泉。运克天气曰不和，木上克土也，故病甚。灾三宫，三者，东方震宫也。木气不及，故灾及之。二年杂症甚多，而有微疫，作杂症治之。

癸丑　癸未

上太阴湿土司天，中少徵火运，下太阳寒水在泉。运生天气曰小逆，火上生土也，故病亦微。火运不及之年，热病亦微，而无瘟疫。灾九宫，九，南方离宫也。火运不及，故灾及之。

己丑　己未（俱太乙天符。凡此日得病主危）。

上太阴湿上司天，中少宫土运，下太阳寒水在泉。运临本气之位曰岁会，土运临之，辰戌丑未土也。其病危，运与气相同，曰天符。灾五宫，五，中宫也，土运不及，故灾及之。土运不及，而有司天之助，其病亦少。

乙丑　乙未

上太阴湿土司天，中少商金运，下太阳寒水在泉。天气生运曰顺化，土下生金也，民舒无病。灾七宫，西方兑官也。金运不及，故灾及之。丑未之岁，太阳当迁正在泉，而厥阴风木，以上午司天之右间，当降为今岁在泉之左间，故畏地晶①，金气窒之也。以上年子午岁气有余，司天少阴不退位，则右间厥阴，亦不能降下也。金运承之，降之不下，抑之变郁，郁而为病，木郁金胜，故苍埃见而杀令行。此二年厥阴风木当降在泉，遇金运承之，降而不下，则木郁于上，发为木疫。药宜龙胆泄肝汤，加羌防研化五瘟丹送下。

辛丑　辛未（天刑之年）。

上太阴湿七司天，中少羽水运，下太阳寒水在泉。辛年水运不及，而湿土司天胜之，所谓流涸②之纪。天刑之年，土下克水，故日不相得则病。灾一宫，一，北方坎宫也，水运不及，故灾及之。丑未年，太阴湿土当迁正司天，而少阳相火以上年在泉之右间，当升新岁司天之左间，故畏天蓬，水胜之也。丑未阴年不及，故太阴司天未迁正，则少阳左间，亦不得其位。遇辛丑辛未天蓬之年，则少阳相火被抑，故升天不前，则为火郁，水之胜也。火郁不升，则人病在心包络。天时则寒雾反布，凛冽如冬，水复涸，冰再结，寒暄不时。民病伏阳在内，烦热于中，心神惊骇，寒热间争，火郁既久，暴热乃生，郁疠乃化，伏热内烦，痹而生厥，甚则血溢，此相火郁发为病。此二岁少阳相火当升司天，遇水运升之不前，则为火郁，药宜凉膈散，加知母煎汤量冷，研化五瘟丹服之。阳气退避，大风时起。司天之气，乃湿气下降，地气乃寒气上升。故原野昏雾，白埃四起。司天主南，而太阴居之，故云奔南极，雨湿多见于南方。夏尽入秋，谓之差夏。民病寒热腹满，身胀满，胕③肿痞逆，寒厥拘急，皆寒湿所

---

① 晶（hǎo 好）：原作"晶"。据《素问·刺法论》改。
② 流涸：《素问·五常政大论》二字互乙。
③ 胕：原作"腑"。据《素问·六元正纪大论》改。

化之病。阴凝于上，寒积于下，寒水胜火则为冰雹，阳光不治，杀气乃行。本年寒政太过，故谷气有余者，宜高宜晚，以其能胜寒也。不及者，宜下宜早，以其不能胜寒也。民之强弱，其气亦然。

初之气，地气迁，寒乃去，春气至，风乃来，生布万物以荣民，气条舒，风湿相薄，雨乃后。民病血溢（风胜于肝），筋络拘强，关节不利，身重筋痿。（风病在筋，湿病在肉，故为此病）

二之气，大火气①正，物承化，民乃和。客主之气，皆少阴君火用事。其病瘟疠大行，远近咸若，湿蒸相薄，雨乃时降。

三之气，天政布，太阴湿土司天，故湿气降地，气腾而为雨。三气之后，则太阳在泉主之，故寒乃随之。感于寒湿，则民病身重胕肿，胸腹满，寒凝湿滞。

四之气，少阳相火用事，其气尤烈，故曰畏火，皆相火也。客以相火，土以湿土，灶合气，溽蒸上腾，故天气否隔。然太阳在泉，寒风发于朝暮，湿蒸相薄，以湿遇火，故湿化不流，白露布阴，以成秋令。民病腠理热，血暴溢，疟痢，心腹满热，胪②胀，甚则胕（同浮）肿，湿热并行，故为是病。

五之气，惨令已行，寒露下，霜乃早降，草木黄落，客主之气，皆阳明燥金用事，故其政令如此，民舒无病。

终之气，寒大举，湿大化，霜乃积，阴乃③凝，水坚冰，阳光不治。在泉客主之气，皆太阳寒水用事，故其政令如此。感于寒则病，令人关节禁固，腰椎痛。（腰椎与膀胱，皆寒水同类为病）

以上十年，上湿下寒，故寒湿持于气交。然太阴司天，则水

---

① 气：《素问·六元正纪大论》无。疑衍。

② 胪：《说文》："胪，皮也。"

③ 阴乃：原脱。据《素问·六元正纪大论》补。

郁，太阳在泉，则火郁。

寅申之岁（戊寅　戊申　甲寅　甲申　庚寅　庚申　丙寅　丙申　壬寅　壬申）

少阳相火司天，岁气火化之候。司天者，天之气也。厥阴风木在泉，地之气也。少阳相火，炎上克肺金，金受克，则肾水失母，上盛下虚，上攻变生诸疾。其化以火，少阳属相火，亦曰畏火。凡炎暑赫烈，阳气盛极，皆相火之化，而为炎光赫烈，燔灼焦然①。相火淫胜，则金受其制，故温气流行，金政不平。民病头痛，发热恶寒而疟，热上皮肤痛，色变黄赤，传而为水，身面浮肿，腹满仰息，泄注赤白，疮疡，咳唾血，烦心，胸中热，甚则鼽衄。病本于肺（火克肺金），相火用事，金气受伤，客热内燔，水不能制，故现诸疾。天府，手太阴肺脉也，在臂臑内廉腋下三寸，动脉应手。金不胜火，则肺气竭而天府绝，死不治。羽虫同天之气故静，毛虫同地之气故育，在泉木胜则土衰，故倮虫不成。

厥阴风木在泉，风淫于地，则木胜土。风胜湿，尘埃飞扬，故地气不明，平野昏昧。木气有余，故草乃早秀。民病洒洒振寒，欠，为阳明胃病。自食则呕，身体皆重，为太阴脾病。且厥阴肝脉，贯膈布胁肋，故又为心痛支满等症。皆木邪淫胜，脾胃受伤。毛虫属木，同其气故育。木克土，故倮虫耗。风木在泉，风行地中故清毒之物不生。

寅申之岁

壬寅　壬申（运同司地日同②天符）

---

① 然："燃"本字。《说文》："然，烧也。"

② 同：原无。详壬寅、壬申之岁，中运与在泉之气合，当曰同天符，故据补。后一"同"字同。

上少阳相火司天，中太角木运，下厥阴风木在泉。运生天气曰小逆，木上生火也，故病亦微。运于四孟月同，曰支德符。壬寅年木运临之，寅属木，春孟月也。太过之运加地气曰同天符。壬寅壬申二年，运同司地曰风木。其运风鼓，其化鸣紊启拆，其变振拉摧拔，其病掉眩，支胁惊骇，二年病少无瘟。

戊寅　戊申

上少阳相火司天，中太徵火运，下厥阴风木在泉。运与司天之气相同曰天符。其运暑，其化暄嚣郁燠（此戊年太徵之政化），其变炎烈沸腾（太徵之变），其病①上热郁，血溢血泄，心痛（火之为病，内应于心）。寅申年，少阳相火当迁正司天，而阳明燥金，以上午在泉之右间，当升新岁司天之左间，故畏天英，火星胜之也。遇戊寅戊申，戊为中运，阳火有余，其气先天而至，金欲升天，火运抑之，故升之不前。金郁不升，人病在肺。金郁欲发，必须待德位之时而后作。戊申年刚柔失守，如此天运失时，三年之中，金疫发也。速在庚戌，迟则辛亥，即瘟疫热症。药宜泻白散，煎汤量冷，研化五瘟丹服。天气时雨不降（燥金郁于地），西风数举，醎卤燥生。民病上热喘嗽，血溢（火盛于上，肺金受伤）。金郁之发，肃杀气行，民病胁满悲伤（金邪伐肝）。金气寒敛而燥，故为嗌干，手足拆②，皮肤燥等症。

甲寅　甲申

上少阳相火司天，中太宫土运，下厥阴风木在泉。天气生运，火下生土也，曰顺化。其运阴雨，其化柔润重泽，其变振惊飘骤，其病体重浮肿痞饮。顺化之年，而民无病。

庚寅　庚申

① 病：原作"疫"。据《素问·六元正纪大论》改。
② 拆：同"坼"。

上少阳相火司天，中太商金运，下厥阴风木在泉。天刑之年，火下克金，故曰不相得则病。运于四孟月同，曰①支德符。庚申年，金运临之（申属金，秋孟月）。其运凉，其化②雾露清切，此庚年，太商之正化，其德雾露萧庵，其变肃杀凋零，其病肩背胸中痛（火邪在肺）。

丙寅　丙申

上少阳相火司天，中太羽水运，下厥阴风木在泉。运克天气曰不和，水上克火，故病甚。其运寒肃，其化凝惨栗冽③，其变冰霜雪雹，其病寒浮肿。丙寅刚柔失守。寅申之岁，少阴降地，厥阴当迁正在泉，而少阴君火，以上年司天之右间，当降为今岁在泉之左间，故畏地玄，水胜窒之也。遇丙寅丙申，水运太过，先天而至，亦能制抑君火使之不降。君火欲降，水运承之，降而不下，即彤云才见，黑气反生，喧暖如舒，寒常布雪，凛冽④复作，天云惨凄，皆寒水胜火之化。久而不降，热郁于上，伏之化郁，寒胜复热，赤风化疫。民病面赤心烦，头痛目眩，多温热症。丙寅年，刚柔失守，天运失时。二年之中，火疫发也。早至戊辰，晚至己巳，气微则疫小，气甚则疫大，故至有迟速。丙寅丙申二年，少阴君火当降在泉，遇水运承之，降而不下，人病在心，则为火郁。火郁欲发，必待得位之时，故当因其势而解之、散之、扬之。药宜五瘟丹之类解利之，竹叶导赤散煎汤研送。民病寒中（火盛于外），外发疮疡（外热），内为泄满（内寒）。其病寒热症泄聋瞑呕吐上怫（音佛，不舒）肿色变，热盛寒复，则水

---

① 同，曰：原作"曰，同"。据此上文例及上下文义乙正。
② 化：原脱。据此义及《素问·六元正纪大论》补。
③ 慄冽：原作"栗列"。据千顷堂本改。
④ 冽：原作"列"。据千顷堂本改。

火交争，故为诸病。

初之气，地气迁，风胜乃摇，寒去大温，草木早荣，寒来不杀（初气君火正用事，而兼相火司天，故大温），温病乃起。其症气怫于上，血溢目赤，咳逆头痛，血崩胁满，肤腠生疮。（君相二火合气，故为病如此）

二之气，火反郁，白埃四起，云趋雨府，风不胜湿，雨乃零，民乃康。其病热郁于上，咳逆呕吐，疮发于中，胸嗌不利，头痛身热，昏愦脓疮。（皆湿热所化之病）

三之气，天政布，炎暑至，少阳上临，相火专令，故炎暑至，雨乃际①。民病热中聋瞑，血溢脓疮，咳呕鼽衄，渴嚏欠，喉痹目赤，善暴死。（主客之火交炽，故为热病如此）

四之气，凉乃至，燥金之客加于湿土之主，故凉风至②而炎暑间（时作时止）化。土金相生，故民和平。其病胸满（燥盛者，肺自病）身肿。（湿胜者，脾自病）

五之气，寒水之客，加于燥金之主，水寒金敛，暑去寒来，雨乃降，气门（腠理空窍所以发泄荣卫之气，故曰气门）乃闭。刚木早凋，民避寒邪，君子周密。金肃水寒，当畏避也。

终之气，厥阴在泉，风木用事，主气以寒水生之，地得正气而风乃至，万物反生，雾（地气不应）雾以行。其病关闭不禁，心痛，阳气不藏而咳。时当闭藏而风木动之。风为阳，故为病如此。

卯酉之岁（丁卯　丁酉　癸卯　癸酉　己卯　乙卯　乙酉　辛卯　辛酉　己酉）

阳明燥金司天，岁气燥化之候，天之气也。少阴君火在泉，

---

① 际：《素问·六元正纪大论》作“涯”。
② 至：原脱。据千顷堂本补。

地之气也。阳明燥金者，手阳明大肠之气象，庚辛金也。其化以燥，凡清明干肃，万物坚刚，皆金之化，而为清凉劲切，雾露萧瑟。燥金淫胜于上，则木受其克，故草生荣俱晚。在于人则肝血受伤，不能荣养筋骨，故生内变。且金气太凉，能革发生之气，故草生之应如此。然阳明燥金在上，则少阴君火在下，故蛰虫来见。阳明司天，介虫同司天之气，故静。羽虫同在泉之气，故育。民病左胁胠痛等症。皆肝病，肝木主左也。按经脉篇云：以心胁痛，不能转侧，面微有尘，为足少阳胆经病①。腰痛不可俯仰，丈夫㿉疝，妇人少腹痛，嗌干面尘飧泄，为足厥阴肝经病。此以肝与胆为表里，木被金伤，故诸病本于肝也。太冲，足厥阴肝脉，在足大指本节后二寸，动脉应手。木不胜金，则肝气竭而太冲绝，死不治。

　　少阴君火在泉，地之气也。君火淫胜于下，故焰浮川泽，阴处反明，蛰虫不藏，民病腹中常鸣者，火气奔动也。气上冲胸者，火性炎上也。喘不能久立，寒热皮肤痛者，火邪乘肺也。目暝者，热甚阴虚畏阳光也。齿痛頔肿，热乘阳明经也。寒热如疟，金水受伤，阴阳交争也。热在下焦，故少腹痛。热在中焦，故腹胀大。燥结不通，则邪实于内，以苦下之，宜承气汤，羽虫属火，同其气故育。介虫属金，受其制故耗。少阴在泉，热在地中，寒毒之物不生。

卯酉之岁

丁卯②　丁酉

　　上阳明燥金司天，中少角木运，下少阴君火在泉。天刑之年，金下克木也，故曰不相得则病。岁运不及而司天燥金胜之，

---

① 病：原脱。据此文义及前后文例补。
② 丁卯：运临本气之位曰岁会。详前后文例，此下或当有小字"岁会"二字。

则金兼木化，反得其政。所谓委和之纪，阳和委屈，发生少也。丁卯年，运临本气之位曰岁会。木运临之，卯木位也。其病不死但执迟①而缓。卯酉之年，太阴降地，少阴当迁正在泉，而太阴湿土，以上年司天之右间，当降为今岁在泉之左间，故畏地仓，木胜窒之也。如上年寅申岁气有余，司天少阳不退位，则右间太阴亦不能降下。遇木运以至丁卯丁酉年，木运承之，降而不下，即黄云见而青霞彰，郁蒸作而大风雾翳埃盛，折损乃作，皆风木胜土之化。久而不降，土气郁久，故天为黄气，地为湿蒸，人病在脾胃。故为四肢不举，昏眩肢节痛，胸腹作满填臆等症。木运不及，故本方受灾。丁卯丁酉二年，太阴湿土，当降在泉，岁运遇木，则太阴湿土降而不下，则为土郁，人病在脾。土郁欲发，必待得位之时而后作。药宜泄黄散煎汤量冷，研服五瘟丹。

癸卯　癸酉②

上阳明燥金司天，中少徵火运，下少阴君火在泉。癸年阴火不及，上见燥金，则金得其政，所谓伏明之纪。运克天气曰不和，火上克金也，故病甚。虽杂病多，无瘟疫症。不及之年，加地气曰同岁会。此二年，运临司地曰君火。

己卯　己酉

上阳明燥金司天，中少宫土运，下少阴君火在泉。二③年金与土运虽相得，然子临父位为逆。运生天气曰小逆，土上生金也，故病亦微。卯酉年，阳明燥金当迁正司天，而太阳寒水，以上年在泉之右间，当升新岁司天之左间，故畏天芮，土胜之也。

---

① 执迟：犹言迟迟。
② 癸卯　癸酉：此二年，中运与在泉之相合，曰同岁会。详前后文例，此下或当有小字"皆曰同岁会"。
③ 二：原作"一"。据千顷堂本改。

卯酉阴年，气有不及，司天阳明未得迁正，而左间太阳亦不得其位。水欲升天，土运抑之。己卯己酉皆土运，为天芮之年，亦能制抑太阳寒水，升之不前。水郁不升，人病在肾。水郁为害，待得位之时而发。升之不前，湿为热蒸，寒生两间，民病注下，食不及化。湿胜于上，寒胜于下，故气令民病如此。久而戌郁，冷来克热，冰雹卒至。药宜连翘青黛饮，煎汤研化五瘟丹服。

乙卯① 乙酉（岁会 太乙天符）

上阳明燥金司天，中为少商金运，下少阴君火在泉。运同天气曰天符，运与司天皆金。卯酉年，运临本气之位曰岁会，金运临之。酉，金位也。其病危。乙年金运不及，得阳明司天之助，所谓从革之纪。

辛卯 辛酉

上阳明燥金司天，中少羽水运，下少阴君火在泉。天气生运曰顺化，金下生水也。顺化之年，民舒病少。

初之气，太阴用事。时寒气湿，故阴凝。燥金司天，故气肃。水冰者，气肃所成。寒雨者，湿土所化。民病中热胀，面目浮肿，善眠鼽衄，嚏欠呕，小便黄赤，甚则淋。主气风木，客气湿土。风为阳，湿为阴。风湿为患，脾肾受伤，故为此诸症。

二之气，阳乃布，民乃舒，物乃生荣。少阳相火用事于春分之后，故其应如此。疠大至，民乃暴死。主君火，客相火，二火交炽，臣位于君故尔。

三之气，天政布。司天阳明燥金用事也，故凉乃行。然主气相火当令，故燥热交合。至三气之末，以交四气，则主以太阴，客以太阳，故燥极而泽，民病寒热。（以阳胜之，时行金凉之气故尔）

---

① 乙卯：中运与司天之气同，曰天符。详前后文例，此下或当有小字"天符"。

四之气，寒雨降（太阳用事于湿土之时）。民病暴仆振栗，谵妄少气，嗌干引饮，及为心痛，痈肿疮疡，寒疟骨痿便血。（四气之后，在泉君火所主，而太阳寒水临之，水火相犯，故为暴仆战栗心痛等症）

五之气，春令反行，草乃生荣（厥阴风木用事，而得在泉君火之温），民气和。

终之气，阳气布，候反温，蛰虫来见，流水不冰。少阴君火用事，故气候如此。民乃康平，其病温（君①火之化）。然燥金司天，则岁半之前，气过于敛，故宜汗之散之。君火在泉，则岁半之后，气过于热，故宜清之。

辰戌之岁（壬辰 壬戌 戊辰 戊戌 甲辰 庚辰 庚戌 丙辰 丙戌 甲戌）

太阳寒水司天，岁气寒化之候，天之气也。太阴湿十在泉，地之气也。太阳与少阴为表里，属北方壬癸水，主冬旺七十二日。寒水胜，则邪乘心。太阳属水，其化以寒。凡阴凝冽栗，万物闭藏，皆水之化。寒淫胜于上，故寒反至，水且冰。若乘火运，则水火相激，故雨暴乃雹。民病寒水胜，则邪乘心（水克火），故为血变于中（心主血），发为痈疡疮疖等症。按经脉篇云：以手心热，臂肘挛急，腋肿，胸胁支满，心中澹澹大动，面赤目黄，为心包络病。盖火受寒伤，故诸病皆本于心。神门，手少阴心脉也。在手掌后，锐骨之端，动脉应手。火不胜水，则心气竭而神门绝，死不治。诸动气者，知其脏也（察动脉之有无，则脏气之存亡可知）。鳞虫同天之气，故静。倮虫同地之化，故育。

太阴湿土在泉，地之气也。草乃早荣，湿淫所胜，埃昏岩

---

① 君：原作"温"。乃涉上讹。据此文义及《素问·六元正纪大论》改。

谷，黄反见黑（黄土色，黑水色），土胜湿淫也。民病积饮心痛（寒湿乘心），耳聋浑浑焞焞，嗌肿喉痹（三焦病）。阴病见血，少腹肿痛，不得小便。以邪湿下流为阴虚肾病。病冲头痛，目似脱，项似拔，腰似折，髀不可以屈，腘如结，腨如别，为膀胱经病。此以土邪淫胜克水，故肾合三焦膀胱病及焉。倮虫属土，同其气故育。鳞虫属水，受其制故不成。湿在地中，土得位也，故其化淳（厚），燥毒之物不生。

辰戌之岁

壬辰　壬戌

上①太阳寒水司天，中太角木运，下太阴湿土在泉。司天生运曰顺化，水生木也，此年民舒病少。其变振拉摧拔（壬为阳木，风运太过，则金令承之，故有此变），其运风，其化（风为木化）鸣（风木声）紊（繁盛）启拆（萌芽），其病眩掉（头摇）目暝。（木运太过）

戊辰　戊戌

上太阳寒水司天，中太徵火运，下太阴湿土在泉。火运太过，得司天寒水制之，则火得其平，所谓赫曦之纪。其运热，其化暄暑郁燠，其变炎烈沸腾（火气熏蒸，火运太过，则寒承之），其病热郁。虽生热症，而瘟疫少。

甲辰　甲戌②

上太阳寒水司天，中太宫土运，下太阴湿土在泉。运克天气曰不和，土上克水，故病甚也。虽杂病甚而瘟疫微。太过之运加

---

① 上：原作"足"。据前后文例改。
② 甲辰　甲戌：此二年既为岁会，又为同天符。详前后文例，此下或当有小字"皆岁会　同天符"。

地气曰同①天符。甲辰甲戌，运同司地曰湿土。甲辰甲戌，运临本气之位曰岁会，辰戌丑未，土位也。其运阴埃，其化柔润重泽（皆中运湿土之化），其变振惊飘骤（土运太过，风木乘之），其病下重。（土湿之病）

庚辰　庚戌

上太阳寒水司天，中太商②金运，下太阴湿土在泉。运生天气曰小逆，金上生水也，故病亦微。中金运太过，又能胜水③。其运凉，其化雾露萧瑟，其变金运肃杀，万物凋零。火气承金，即阳杀之象。金气太过，其病燥。肺金受伤，故背闷瞀而胸胀满。庚辰刚柔失守，天运化疫。三年之后，发而为疫。微则徐。三年后，甚则速，三年首也。速至壬午，徐至癸未，木疫发也。药宜羌活、紫苏、薄荷、滑石，煎汤量冷，研五瘟丹服。辰戌之年，太阳寒水当迁正司天，而厥阴风木，以上年在泉之右间，当升新岁司天之左间，故畏天柱，金星胜之也。遇庚辰庚戌，庚为阳金，其气先天而至。中运胜之，忽然不前，木运升之，金乃抑之，木不能前，暴郁为害，金能胜木也。木郁不升，人病在肝。木郁欲发，必待其得位之时而后作。升之不前，清生风少，肃杀于春，露霜复降，草木乃萎。民病瘟疫早发，咽嗌乃干，四肢满，肢节皆痛，金胜木衰之也（金气肃杀于春，阴胜抑阳，故病瘟疫节痛）。木郁既久，其极必发，故大风摧拉等变。民病为卒中偏痹，手足不仁。

丙辰　丙戌④

---

① 同：原无。详甲辰、甲戌二年，运同司天，当为同天符。故据补。

② 商：原作"角"。详庚为金运，曰太商，故据改。

③ 水：详此文义，疑作"木"。

④ 丙辰　丙戌：此二岁为天符之年，详前后文例，此下或当有小字"天符"。

上太阳寒水司天，中太羽水运，下太阴湿土在泉。运气相同曰天符，运与气皆水。其运寒，其化凝惨溧冽，此丙年水运之正化也。其变冰雪霜雹（水太过，土气承之），其病大寒，留于豁谷（筋骨肢节之会，水运太过，寒甚气凝）。辰戌岁，少阳降地，太阴当迁正在泉，而少阳相火以上年司天之右间，当降为今岁在泉之左间，故畏地玄，水胜窒之也。遇水运太过，先天而至。丙辰丙戌年，水运承之，降而不下，彤云才见，黑气反生。暄暖欲生，冷气卒至，甚即冰雹，皆寒水胜火之化（与丙申岁少阴不降同义）。丙辰丙戌岁，少阳相火，当降今岁在泉，遇此二年，水运承之，降而不下，则为火郁，变为瘟疫。药宜凉膈散，兼导赤散加知母，五瘟丹服之。久而不降，伏之化郁，冷气复热，赤风化疫。民病面赤，心烦头痛目眩。赤气彰而热病欲作。少阳火郁为病，太阳寒水司天，太阴湿土在泉，故天气肃，地气静，水土合德。民病寒湿，肌肉痿，足痿不行，濡泄血溢（火郁之病，寒湿使然）。岁半之后，地气主之。自三之气，止极雨散之后，交于四气，则在泉用事，而太阴①居之，故又雨朝北极，湿化布焉。泽流万物，土之德也。雷动于下，火郁发也。太阳寒水司天之客气，加于主气之上。本年初之气，加于主气之上。本年初之气，少阳用事。上年在泉之气，至此迁移，故曰地气迁。后放②此。

初之气，少阳相火用事。地气迁，气乃大温，草乃早荣（上年终之气君火，今岁初气相火，二火之交，故气温草荣）。民温病乃作，身热头痛呕吐，肌腠疮疡。客气相火，主气风木，风火相搏，故为此病。

----

① 阴：原作"阳"。详辰戌之岁，在泉为太阴用事。此系《类经》注文，彼亦作"阴"，故据改。

② 放（fǎng 仿）：仿效也。通"仿"。

二之气，阳明燥金用事。民乃惨，草遇寒，故大凉至而火气抑。民病气郁中满，寒乃始，清寒滞于中，阳气不行也。

三之气，太阳寒水用事。天政布，寒气行，雨乃降。民病寒反为热中，痈疽注下，心热瞀闷，不治者死。（若人伤于寒而为病热，太阳寒水司天，寒气下临，心气上从，寒侮阳则火无不应，若不治之则阳绝而死）

按：六气司天，皆无不治者死之说，唯此太阳寒水言之，可见人以阳气为生之本，不可不顾也。

四之气，厥阴风木客气用事。而加于太阴湿土主气，故风湿交争，而风化为雨。木得土化，故乃长乃化乃成。民病厥阴风木之气。值大暑时，木能生火，故民病大热，以客胜主。脾土受伤，故为少气，肉痿足痿，注下赤白等症。

五之气，少阴君火用事。岁半之后，地气主之，以太阴在泉，而得君火之化。阳复化，草乃长乃化乃成。万物能长能成，民亦舒而无病。

终之气，太阴湿土在泉，地气正也，故湿令行。阴凝太虚，埃昏郊野，民情喜阳而恶阴，故惨凄以湿令而寒风至，风能胜湿，故曰反。反者孕乃死。所以然者，人为倮虫，从上化也。风木非时相加，故土化者当不育也。以上十年，皆寒水司天，湿土在泉。湿宜燥之，寒宜温之。味苦者，苦从火化，治寒以热也。寒水司天则火气郁，湿土在泉则水气郁，故必折去其致郁之气，则郁者舒矣。寒水司天则心火不胜，太阴在泉则肾水不胜。诸太过者抑之，不胜者扶之，则气无暴过，而疾不生矣。

巳亥之岁（丁巳　丁亥　癸巳　癸亥　己巳　己亥　乙巳　乙亥　辛巳　辛亥）

厥阴风木司天，岁气风化之候，天之气也。少阳相火在泉，地之气也。厥阴风木，乃足厥阴肝经，属东方木，春旺七十二日。木邪乘土，故诸病皆主于脾。其化以风，凡发生万物，皆风之化，而飘怒摇动，云物飞扬。风淫于上，故太虚埃昏，云物扰乱。寒生春气而流水不冰①。然风胜则金令乘之，清肃气行，故蛰虫不出。民病胃痛，上支两胁，隔咽②不通，饮食不下，舌本强，食则呕，腹胀食不下，溏泄瘕水闭，病本于脾。此以木邪乘土，故诸病皆本于脾也。冲阳，足阳明胃脉，在足跗上，动脉应手。土不胜木则脾胃气竭，而冲阳绝，死不治。

少阳相火在泉，火淫所胜（相火淫胜于下），故焰明郊野，热极生寒，故寒热更至。民病注泄赤白，热在下焦，故少腹痛，溺赤便血。其余诸症，皆与少阴在泉同候。羽虫属火，同其气故育。介虫属金，受其制故耗。火在泉则木为退气，故毛虫属木亦不育。少阳相火在泉，火在地中，则寒毒之物不生。

巳亥之岁

丁巳　丁亥（俱③天符）

上厥阴风木司天，中少角木运，下少阳相火在泉。运与气相同曰天符，运与气皆木。灾三宫，三宫者，东方震宫也。木气不及，故灾及之。

癸巳　癸亥（俱同岁会）

上厥阴风木司天，中少徵火运，下少阳相火在泉。天气生运曰顺化，木下生火也。顺化之年，民舒病少。癸巳癸亥二年，阳明燥金欲降，火运承之，降而不下，久则成金郁，发而为疫。药宜泄白散，煎汤量冷□□□五瘟丹送下。灾九宫，九为离宫，火

---

① 流水不冰：原作"流冰不水"。据《素问·至真要大论》改。
② 咽（yè夜）：塞也。《新序·杂事》："云霞充咽，则夺日月之明。"
③ 俱：此下原有"同"字。详运与司天之气同，曰天符。故删。

运不及，故灾及之。巳亥之岁，阳明降地，少阳当迁正在泉，而阳明燥金以上年司天之右间，当降为今岁在泉之左间，故畏地彤①，火气胜之也。如上年辰戌岁气有余，司天太阳不退位，则右间阳明亦不能降下，遇火运以至癸巳癸亥年，火运承之，降而不下。金欲降而火承之，故清肃行而热反作也。热伤肺气，故民病昏倦，夜卧不安，咽干引饮等症。金气久郁于上，故寒，白气起。民病肝木受邪，故为掉眩，手足直而不仁，两胁作痛，满目眈眈②等症。

己巳　己亥（天刑之年）

上厥阴风木司天，中少宫土运，下少阳相火在泉。天刑之年，木下刻③土，故曰不相得则病，虽病无瘟。本年土运不及，风木司天胜之，则木兼土化，所谓卑监之纪。灾五宫，五，中宫也。土运不及，故灾及之。

乙巳　乙亥

上厥阴风木司天，中少商金运，下少阳相火在泉。运克天气曰不和，金上克木。虽病甚而瘟少。灾七宫，七，兑宫也。金运不及，故灾及之。

辛巳　辛亥

上厥阴风木司天，中少羽水运，下少阳相火在泉。运生天气曰小逆，水上生木也，故病亦微。辛巳辛亥年，君火欲升而水运承之，则为火郁，发为火疫。药宜凉膈散、导赤散，加竹叶，煎④化五瘟丹服。此年受瘟，必待火得位之年而发。灾一宫，

---

① 彤：原作"形"。据《素问·本病论》改。
② 眈眈（huāng huāng）：原作"忙忙"。音讹故，据《素问·本病论》改。目不明也。
③ 刻：克也。
④ 煎：详前之"子午""丑未"诸岁，"煎"均作"研"。此疑误。

一，坎宫也。水运不及，故灾及之。巳亥之年，厥阴风木当迁正司天，而少阴君火以上年在泉之右间，当升新岁司天之左间，故畏天蓬，水星胜之也。巳亥阴年，气多不及，司天厥阴不得迁正，而左间少阴亦不得其位，而阳年则不然也。遇辛巳、辛亥，阴年，水运不及，君火欲升天而中水运抑之。不及之年，以能制抑君火，则弱能制弱，而中水运天蓬窒之。则水胜而君火不前也。火郁不升而为害。火郁之发，必待其得位之时而后作。癸未年，火郁瘟疫发也，君火相火同。火郁不升，人病在心包络。升之不前，清寒复作，冷生旦暮。民病伏阳而内生烦热，心神惊悸①，寒热间作。天蓬水胜，火升不前，故气候清寒，民病热郁不散。火郁之发，故暴热至而为疠疫温疟等症。泄去其火热，病可止②。天气扰（风木司天），地气正（相火在泉，土得温养）。木在上，故风生高远。火在下，故炎③热从之。土气得温，故云雨作，湿化乃行。风燥火热，胜复更作，蛰虫来见，流水不冰）。

初之气，寒始肃，杀气方至，阳明燥金用事也。民病寒于右之下。金位西方，金旺则伤肝，故寒于右之下。

二之气，寒不去，华④雪水冰，杀气施行，霜乃降，名草⑤上焦，寒雨数至，阳乃⑥化。太阳寒水用事，故其气候如此。然以寒水之客，加于君火之主，其气必应，故阳复化。民病热于中（火应则热于中），客寒外加。

---

① 悸：原作"悸"。据千顷堂本改。
② 止：原作"上"。据千顷堂本改
③ 炎：原作"灾"。据《素问·六元正纪大论》改。
④ 华：犹盛也。《方言》："华，晟也。齐楚之间，或谓之华"。《笺疏》："晟即盛之异文。按华之言华美也，盖盛之意也。"
⑤ 名草：原脱。据《素问·六元正纪大论》补。
⑥ 乃：《素问·六元正纪大论》作"复"，义长。

三之气，天政布，风乃时举，厥阴风木司天之气用事也。厥阴加于少阳相火，风火交加，民病泣出，耳鸣掉眩，风木之气见症也。

四之气，溽暑湿热相薄，争左之上，以君火之客加于太阴之主。四气为天之左间，故湿热争于左之上。民病黄瘅，而为浮肿（湿热之病）。

五之气，燥湿更胜，沉阴乃布，寒气及体，风雨乃行。客以湿土，主以燥金，燥湿更胜，其候若此。

终之气，畏火司令，阳乃大化，蛰虫出见，流水不冰，地气大发，草乃生，人乃舒。少阳在泉，故候如此。其病温①疠，时寒气热，故病温疠。本年厥阴司天则土郁，少阳在泉财金郁（郁气化源，义见前章②）。

五运五郁天时民病详解

天地有五运之郁，人身有五脏之应，结聚而不行，当升不③升，当降不降，当化不化，而郁病作矣。故或郁于气，或郁于④血，或郁于表，或郁于里，或因郁而成病，或因病而生郁，郁而太过者宜裁之、抑之，郁而不及者宜培之、助之，诸病多有兼郁者，故治有不同也。

土郁之发

天时：岩谷震惊，雷殷⑤气交（升降之中，以三气四气之间），埃昏黄黑，化为白气，川流漫衍，田牧土驹（洪水之后，群驹散牧

---

① 温：原作"湿"。据千顷堂本及《素问·六元正纪大论》改。
② 郁气化源，义见前章。此系引《类经》："资其化源"之注。
③ 不行，当升不：原缺。据千顷堂本补。
④ 郁于：原缺。据千顷堂本补。
⑤ 殷：雷发声。

于田野），云奔雨府（太阴湿聚之处），霞拥朝阳，山泽埃昏，其乃发也。土气被郁，所化皆迟。然土郁之发，必在三气四气之时故犹能生长化成不失其时也。

民病：湿土为病。湿在中焦，故心腹胀。湿在下焦，故数后下利。心为湿乘，故痛。肝为湿侮，故胁胀。呕吐者，霍乱者，注下浮肿身重者，皆土发湿邪之症。

治法：土郁夺之。夺者，直取之也。上郁之病，湿滞之属也其脏应脾胃，其主在肌肉四肢，其伤在胸腹。土畏壅滞，凡滞在上者，夺其上，吐之可也。滞在中者，夺其中，伐之可也。滞在下者，夺其下，泻之可也。凡此皆谓之夺，非独止于下也。

金郁之发

天时：天洁地明，风①清气切，大凉乃举，草树浮烟，燥气以行，雾雾数起，杀气来至，草木苍干，金乃有声，山泽焦枯，上凝霜卤，怫乃发也。金旺五之气，主秋分八月中后，凡六十日有奇。

民病：咳逆嗌干，肺病而燥也。心胁满，引少腹善暴痛②，不可反侧，金气胜而伤肝也。金气肃杀，故面色陈而恶也。

治法：金郁泄之。泄者，疏利也。凡金郁之病，为敛为闭，为燥为塞之属也。其脏应肺与大肠，其主在皮毛声息，其伤在气分。或解其表，或破其气，或通其便。凡在表、在下、在上，皆为之泄也。

水郁之发

天时：阳气乃避，阴气暴举，大寒乃至，川泽严凝，寒雾

---

① 风：原作"气"。据《素问·六元正纪大论》改。
② 痛：原作"病"。据《素问·六元正纪大论》改。

结①为霜雪。甚则黄黑昏翳，流行气交，乃为霜杀，水乃见祥②，阳光不治，空积沉阴，白埃昏暝，而乃发也。其气二火前③后。君火二之气，相火三之气，自春分二月中而尽于小④暑六月节，凡一百廿日，皆二火之所主。水本旺于冬，其⑤气郁，故发于火令之时，阴乘阳也。

民病：寒客心痛（心火畏水），腰椎痛（寒入肾），关节不利，屈伸不便⑥（寒则气血滞，筋脉急），善厥逆，痞坚腹满（阴气盛，阳不得行）。

治法：水郁折之。折者，调制也。凡水郁之病，为寒为水之属也。水之本在肾，水之标在肺，其伤在阳分，其反克在脾胃，水性善流，宜防泛溢。凡折之法，如养气可以化水，治在肺也；实土可以制水，治在脾也；壮火可以胜水，治在命门也；自强可以帅水，治在肾也；分水可泄水，治在膀胱也。凡此皆谓之折，岂独折之而已哉。

木郁之发

天时：太虚埃昏，云物以扰，大风乃至，发屋折木，太虚苍埃，天山一色，或为浊气黄黑郁，若横云不起雨（云虽横而不致雨），其气无常（变动不定），长川草偃，柔叶呈阴，松吟高山，虎啸岩岫，怫之先兆也。

民病：胃脘当心而痛（厥阴之脉，挟胃贯膈），上支两胁（肝气逆），咽膈不通，饮食不下，甚则耳鸣眩转，目不识人，善暴

---

① 凝寒雾结：原缺。据《素问·六元正纪大论》补。雾（fēn 分），同氛，雾气也。
② 水乃见祥：原缺。据《素问·六元正纪大论》补。祥，征兆也。
③ 其气二火前：原缺。据《素问·六元正纪大论》补。
④ 中而尽于小：原缺。据千顷堂本补。
⑤ 本旺于冬，其：原缺。据千顷堂本补。
⑥ 屈伸不便：原缺。据《素问·六元正纪大论》补。

僵仆（皆风木肝邪之病）。

治法：木郁达之。达者，畅达也。凡木郁之病，风之属也。其脏应肝胆，其经在胁肋，其主在筋爪，其伤在脾胃，在血分。然木喜调畅，故在表者，当疏其经；在里者，当疏其脏。但使气得通行，皆谓之达。诸家以吐为达者，又安足以尽之。

火郁之发

天时：太虚曛翳，大明不彰，炎火行，大暑至，山泽燔燎，材木流津，广厦腾烟，上浮霜卤，止水乃减，蔓草焦黄，风行惑言（风热交炽，人言乱惑），湿化乃后。火本旺于夏，其气郁，故发于申未之四气。四气者，阳极之余也。

民病：少气（壮火食气），疮疡痈肿（火能腐物），胁腹胸背，头面四肢，肿愤胪胀，疡痱（阳邪有余）呕逆（火气冲上），瘈疭（火伤筋）骨痛（火伤骨），节乃有动（火伏于节），注下（火在肠胃）。温疟（火在少阳），腹暴痛（火实于腹）血溢流注（火入血分），精液乃少（火烁阴分），目赤（火入肝）心热（火入心），甚则瞀闷（火炎上焦），懊憹（火郁膻中），善暴死（火性急速，败绝真阴），此皆火盛之为病也。

治法：火郁发之。发者，发越也。凡火郁之病，为阳为①热。其脏应心与小肠三焦，其主在脉②络，其伤在阴。凡火所③居，有结聚敛伏者，不宜蔽遏，故因其势而解之散之，升④之扬之，如开其窗，如揭其被，皆谓之发，非仅发汗也。

---

① 为：原缺。据千顷堂本补。
② 脉：原作"肺"。详心主血脉，及上文"脾胃，其主在肌肉四肢""肺与大肠，其主在皮毛声息"等文例，"肺"当作"脉"，故据改。
③ 凡火所：原缺。据千顷堂本补。
④ 散之，升：原缺。据千顷堂本补。

连翘解毒饮（治水郁为疫，乃脾肾受伤，以致斑黄面赤，体重烦渴，口燥面肿，咽喉不利，大小便涩滞。）

青黛（八分）　元参（一钱）　泽泻（一钱，盐炒）　知母（一钱）　连翘（一钱，去隔）

童便一大盅，水二盅，煎一盅，冷研五瘟丹服。

竹叶导赤散　治君火郁为疫，乃心与小肠受病，以致斑淋吐衄血，错语不眠，狂躁烦呕，一切火邪等症。

生地（二钱）　木通（一钱）　连翘（一钱，去隔）　大黄（一钱）　栀子（一钱）　黄芩（一钱）　黄连（八分）　薄荷（八分）

水煎，研化五瘟丹服。（五瘟丹，见前诸方，其余泻黄、泻肝、凉膈、泻白等散，习见方书，兹不录）

锦按：临症而不洞悉三才，不足以言医，而唯疫疠之疾，其于天时也，犹不可以不讲焉。观世俗之言瘟疫者，动曰时症可以知之矣。夫医而系之以时，明乎实天作之孽，而非人力之所能为也。故其来也无方，其去也无迹，迅若飘风，疾若掣电，虽富贵怡养之人，深堂大厦，息偃在床，而亦有莫能免者焉。夫人之肢体气血，时时与天地相通，故天地之沴气，感于人之身而病成焉矣。倘疗之不得其法，生死即在目前。岂可苟焉而已哉。治疫者，必先明乎化水化火之微，客气主气之异，司天在泉之殊致，五郁六气之分途，既已，胸有成竹矣。及遇疫气之来，而复观天时之雨旸寒燠，地理之高下燥湿，人身之老幼虚实，病之或在表，或在里，或在半表半里，或在经络，或在脏腑，或在上，或在中，或在下，或日数之多寡与病势之浅深，或致病之由与得病之日，或既病而曾否服药，或服药而有无差误，更参以望闻问切，一一详审于胸中，而后再稽诸运气以济其变，而治疫之能事始毕焉已。不然者，若遇表症而止知苏①散，遇里症而止知攻击，非不时亦弋获，终属偶然之会，而非若窥见垣一方者之百发百中也。彼夫阴阳术数之家，遇冠昏②丧葬，出行修造之事，其于孤虚王相③，尚且择焉而必精，核焉而必详，况医道乃人命攸关，而顾可置运气而不讲乎。所虑者，执于一偏而胶柱鼓瑟耳。若能不离乎此而不泥乎此，方为善言运气者也。其言某年应用某药，不过言其大概。治疫者，仍当审症以投剂，岂可尽恃乎此而不知变通乎。至于星宿之分野，九州之方域，在瘟疫发源书中，多杂引□④经以尽其致，兹一概不录。以其谈理过于玄杳，正无须乎若是之钩深索隐也。

---

① 苏：《方言》："悦、舒，苏也。"引伸之亦或曰"疏"。《说文通训定声》："苏又为疏。"

② 昏：同婚。古时婚礼在昏时举行，故名。

③ 孤虚王相：王，旺也。占卜术谓以干支阴阳五行推算日时吉凶之术语。

④ □：原缺文。据文义疑是"内"字。

刘奎《松峰说疫》学术思想研究

刘　毅　著

疫病往往来势凶猛，因其强烈的流行性与传染性而成为古今危害人类健康与生命的一类重要疾病。近几年，旧的疫病有所抬头，新的疫病粉墨登场。在人类与疾病作斗争的过程中，对传染性外感热病的诊疗防治始终占据着非常重要的位置，我国历史上每次强烈的传染性疫病的流行，对中华民族造成的危害是其他任何疾病都不能比拟的，所以对疫病的防治在保护人民身体健康、促进中华民族繁荣昌盛方面发挥了非常重要的作用。

疫病作为中医学中的重要组成部分，历代医家通过在疫病防治中的不断实践和探索，对于疫病的病因、病机、传变、治法、遣方用药各个方面都积累了丰富的经验，一直传承了下来。《松峰说疫》一书在疫病的防治方面形成了独特的体系，在当今防治传染性疾病方面仍然发挥着非常重要的作用。本论文旨在整理、归纳、分析《松峰说疫》一书中刘奎的学术思想及对疫病防治的认识，发掘古代医家预防疫病的相关思想与方法对现代防治传染性疾病的启示，为临床上预防疫病的相关研究提供理论基础和新的思路。

《松峰说疫》总结了清代以前历代医家的学术思想，并对瘟疫进行了分类，内容丰富，包含广，方法种类多。同时又加以发挥和补充，重视运用五运六气，对传播途径的阻断及易感人群隔离与消毒，也提出了独到的措施和认识，在预防、治疗瘟疫症方面独树一帜。但当前对《松峰说疫》中学术思想的研究并不多，本课题对《松峰说疫》学术思想进行了系统整理，挖掘其学术理论体系，并对现代疫病防治进行补充，尝试阐述其学术思想，以期丰富和发展中医学学术思想和临床实践方法。

第一部分　《松峰说疫》及
疫病防治学术理论源流

1　《松峰说疫》作者刘奎生平简介、著作介绍

1.1　刘奎生平简介

刘奎，字文甫，号松峰，清代嘉庆年间名医，山东诸城（今山东省高密市柴沟镇逢戈庄）人[1]。一生多奔波于京师、长安、广东等地，晚年隐居五莲县松朵山下著书立说，自号"松峰老人"。

刘奎家风严谨，自幼好学聪颖，少习儒术，经常随父亲南北宦游，故博学多闻，且擅古文诗词。其父刘引岚一生为官，并精于医理，以医术见长，经常在公务之余，竭力救死扶伤，深知人间疾苦。刘奎因受父亲影响，且自身体弱多病，所以发奋学医，闲暇时博览家中所藏医书，颇有心得。曾跟随叔父刘统勋在北京求学，因志趣不同，官运不济，后弃儒而专攻于医学，受业于名医郭右陶、黄元御，擅长疫疠证治[2]，日日研习《素问》《难经》等历代各家医书，对金元四大家及张景岳的名著研考尤深，特别推崇吴又可的《温疫论》，认为历代医家都对瘟疫略而不讲，或仅寥寥数语，就算提及也不十分精细和详尽，只有吴又可对伤寒、瘟疫做了区分，开了先河，独辟蹊径，有自己卓越的见解。刘奎在继承的基础上发挥、补充，提出疫病有三种论，勇于探索，融古出新，在防治疫病方面有丰富的临床经验和心得体会，值得后人借鉴。

1.2　刘奎著作介绍

刘奎著有《松峰说疫》6卷、《瘟疫论类编》5卷，刊于乾隆年间，二书影响较大。另著有《濯西救急简方》《四大家医粹》等书，未见传世。

《松峰说疫》为刘奎与其子刘秉锦合著，成书于乾隆五十一年[1]，合计约15万5千字，先说理，后论药，共6卷。卷之一述古，引用《黄帝内经》《伤寒论》等医学著作及历代各中医名家对瘟疫发生、发展、防变的论述，并加入自己的观点进行解释、补充。卷之二论治，强调了瘟疫的定义，提出"治瘟疫慎用古方大寒剂论""治疫症最宜变通论"等12条总论[3]，首创针刮、涌吐等八种祛邪方法，瘟疫六经治法。卷之三杂疫，论述葡萄疫、虾蟆瘟、大头瘟等73种杂疫的症状及治法，列举了多种放痧法、刮痧法、治痧法的具体应用以及用药宜忌。卷之四辨疑，列举了14种关于疫病的疑难问题，并进行详尽剖析。卷之五诸方，载有避瘟方65首，除瘟方45首。卷之六运气，同自然的气候变化一样，疾病的发生、发展也有一定的规律可循，本卷的最后附上了一篇"五运五郁天时民病详解"[3]，详细论述了五运六气与疫病发生、发展的关系。

书中内容丰富，观点独特，论证翔实，收集了许多有效的民间验方，并将北方的俗语及谚语中提到的诸多疫症的名称、症状、证候一一辨析。又因很多贫寒人家患病无力购药，治疗疾病多取用荒远偏僻的乡村常有并且疗效显著的药物，明确其功效和应用范围，来补充本草中并没有记载的中草药种类，如用浮萍取代麻黄用以解表。

2 《松峰说疫》版本

本书的版本有合刻本、单行本。合刻本有嘉庆四年（1799）、道光二十年（1840）三让堂以及咸丰五年（1855）敦厚堂、咸丰十年（1860）近文堂的《瘟疫论类编》《松峰说疫》合刻本，并有道光二十六年（1846）与1932年千顷堂书局的《说疫全书》本，道光二十六年广安九黄宫与光绪十七年（1891）善成堂的《疫痧二症合编》本。单行本有嘉庆四年本衙刊本及几种年代未详的清刻本。

本文研究《松峰说疫》所用的版本为学苑出版社 2003 年 9 月第 1 版第 1 次印刷的版本。其选用清嘉庆四年刻本为底本，参校其他清代刻本。

3 古代疫病防治学术思想源流

疫病往往来势凶猛，因其强烈的流行性与传染性而成为古代危害人民健康与生命最甚的一类疾病。预防思想，是中医学的精髓。最早在《周易·下经·既济卦》中就有："君子以思患而豫防之。"[4]自先秦以来，中国至少有 3500 年的疫情史，或因时令节气、虫鼠传疫，或因战乱兵伐，导致局部或者大规模的瘟疫，严重威胁着人类的健康。纵观数千年的学术历史，总结古代疫病发生、发展的规律及防治方法，可以为现代的学术提供借鉴并且开阔思路。

3.1 先秦两汉时期

早在西周，我们的祖先就通过观察自然环境的变化，将四时的异常、阴阳的失调同人畜发病联系起来。在《山海经》中就有食用可以预防疫疾的箴鱼（《东山经》）、可以预防肿疾的水族鲑（《西山经》）、可以御疫的青耕鸟（《中山经》）[5]等与疫病防治相关的记载。同时代民间也有许多巫祝祈祷、祝由祭祀等方法祛邪预防。相关记载虽然带有一定神话色彩但体现出了我国古人对疫病防治的积极愿望。

从思想文化上来看，自秦统一六国，各医家对疾病的探讨愈加兴盛，加之帝王也广为搜罗"仙术奇方"，一定程度上促进了对养生医理的阐释。《黄帝内经》从"天人合一"的整体观出发，强调人体应适应自然环境的变化，以避免外邪的侵袭；突出预防为主的思想，阐发了"圣人不治已病治未病"的论点，把防患于未然作为医学之要道、医者之首务。同时又提出了导引、按跷、吐纳等具体养生预防方法，重视调摄精神与形体，来增强防病能力，延缓衰老。汉代著名医家张仲景将"养慎"作为预防疾病的重要措施，认为平时善于摄生保养，对内养正气，对外防风邪，避免人体经络、脏腑被邪气侵袭，就可以保持健康。东汉末年名医华佗在继承前人气功、导引术等的基础上，创制"五禽戏"，提倡通过体育锻炼来增强机体抵抗疾病的能力。众多记载同时也说明了古代医家对预防思想的重视。

从政府机构防疫对策来看，秦汉时期，地方政府建制逐步健全，统治者认识到疫病流行对社会安定的危害，通过设立专门的疫病隔离机构、创办隔离医院等措施来预防疫病。如严苛的秦律法中就记载了麻风病患者会被强制收容在"疠迁所"；西汉因大旱、蝗灾，平帝诏"民疾疫者，空舍邸第，为置医药"[6]，设立了我国最早的"临时时疫医院"；东汉因军中大疫，政府设立"庵庐"安置患者，防止传染。君主制下，不免消极避疫，但亦为后世预防疫病提供了思路。

秦汉时期，政府也十分重视对日常环境卫生的整治，在战乱或者地震等灾害之后都会及时清理并喷洒雄黄等杀毒制剂，规定虫鼠牲畜死疫处理的地点和方法。汉朝时已有应用蚊帐的记载。据史料记载，汉灵帝下令制造出专门的洒水工具"翻车"和"渴乌"[7]，用来洁净道路，防止疫情的传播。

3.2 两晋隋唐时期

三国两晋南北朝时期是中国古代疫病发生的一大高峰期，疫灾频度约为 21%[8]，比先秦两汉和之后的隋唐五代都要严重。疫灾频发的主要原因，是水灾、旱灾等极端气候发生频繁，以及国家的四分五裂、战争不断，百姓的流离失所、人口大规模迁移使疫病的传染范围不断扩大，这些都直接导致了疫病的频繁发生。天花就是在这个时期因战乱引入并开始流传的。

晋代葛洪在《肘后备急方》卷二中记载了许多疫病的应急处方，指出"家人视病者，可先服取利，则不相染易也"[9]，并通过熬豉、酒渍等方法进行预防。卷八中论述了许多疫病外用预防方法，如"以川芎、白芷、藁本三味等分治下筛，纳（米）粉中以涂粉于身"。这类外治法一直延用到明清时期，如有人用雄黄酒外涂、用苍术粉外覆，预防疫病的效果都比较好。同时也强调了对患疫病人的隔离，《晋书·列传四十六》记载："永和末，多疾疫。旧制，朝臣家有时疾，染易三人以上者，身虽无病，百日不得入宫。"[10] 这一时期，百废待兴。南朝宋元嘉二十四年（公元 443 年）[11]建立了第一所官立的医学校，同期北魏也建立了医学校，通过学校来传授治病救人、预防疫病的方法，促进了中医学的发展。

隋唐时期，经济文化发展繁荣，社会相对稳定，涌现出大批医家著书立说，学术理论也获得了长足发展。巢元方《诸病源候论·卷之十·温病诸侯》中论述："人感乖戾之气而生病，则病气转相染易，乃至灭门，延及外人，故需预服药，及为法术以防之。"[12]藏医名著《四部医典》中对芳香类药物防疫进行了理论阐述，防疫祛瘟方法包括诵念咒符和使用药物，内容丰富，使用方法也较多样。如用冰片、麝香、菖蒲、阿魏等药研为细末，制丸焚烧、烟熏以防疫；或用黑香、硫磺、大蒜等制丸涂鼻；用黑白芸香、大蒜切末包袋熏鼻；在预防热疫时用冰片、犀角、沉香、绿绒蒿等吹鼻；预防痘疹时用檀香、红花、大蒜等煎汁涂抹[13]。药王孙思邈在《备急千金要方》中载有赤小豆丸方、雄黄散、太乙流金散等多个防疫药方[14]，还记载了20余首辟疫方，且丰富了药物预防外治法的使用方式。把佩戴和口服、烟熏、粉身、纳鼻、浴体结合，创制了蜜丸、散剂、汤剂、酒剂、膏剂等以方便携带，广泛应用雄黄、雌黄、细辛、川芎、蜀椒、白芷等芳香药物，如用绛带盛雄黄、雌黄共研的粉末悬挂在门庭或佩戴在身上来避疫，正月饮"屠苏酒"来预防瘟疫，为其撰写"避瘟方"提供了许多药剂、药性的借鉴，为刘奎学术思想的建立奠定了基础。

隋唐时期仍注重完善对医患的隔离，设立"疠人坊"，集中收治麻风病人，做好边境的防护措施，防止各部落间疫情相传。在这一时期，唐政府一方面设置医官，一方面建立医科学校，大力宣传医学知识。中央设"太医署"，既是医疗机构，又负责对学校的管理，专业门类齐全，设医学、针灸学、按摩学等专业，对普及医学知识、破除巫祝迷信、预防疫病流行做出了巨大贡献。

3.3 宋金元时期

宋金元时期，政局时乱时稳，南北经济差异较大，南方已经出现了完整意义上的城市，定时开城闭户，对控制疫情起到了一定作用，市井间设立了许多香囊、药剂贩卖场所，家家自备方药应对急疫非常便利。科学技术也有了突破性的成就，印刷术得到普遍应用，医学书籍广为流传，促进了疫病内服、外治法的发展。

宋代医学发展迅速，中央成立了国家药局、太医局、惠民局等多个医疗机构，内部设施也都较完善，疫病流行期间可将预防药方传印成册供民众参考。或者把预防疫病的有效方剂刻在路旁的石碑上，方便市民采用。宋代《苏沈良方·卷之六》中的圣散子方[15]就曾经被刻在路旁的石碑上。政府不仅在疫病发生时会采取有效措施进行控制，在平常也很注重预防，由太医局根据病况辨证论治，专人定方配制成药散发下去。从大夫到百姓，日渐形成了预防疫病的思路方法，对于疫病在思想上已从以祈祷为主渐渐地变为主动预防。

宋代也开始逐渐重视对尸体的处理，不仅在疫病流行期间，平时也十分注意和遵守丧葬制度，朝廷设立"漏泽园"，专门收敛无人认领或因家贫无力埋葬的尸体。南宋市井之家已有用防蝇罩来保证饮食卫生安全。根据《忘怀录》中的记载，唐宋时期就有能够修造可以澄滤、消毒并且有井盖保护水井的淘井人，保证了用水安全，这些措施都对防疫起着积极的作用。

3.4 明清时期

明清时期是古代疫病暴发的又一个高峰期，其疫灾频度高达

33%[8]，处于历史上瘟疫暴发的顶峰。南宋以后，由于经济发展，人口激增，特别是明清以后，人口密度大幅增加，疫病的种类增多，流行性增高，使传染性增大。同时这也促进了温病学的蓬勃发展，涌现出了一大批温病学家和温病专著，各医家积极探寻疫病防治的方法，提出了许多预防疫病较为有效的内服方药和外治方法。

早在唐朝，名医孙思邈就曾尝试用一些患者的脓汁、血清等预防疣、疵等疾病，可以算作中医学"疫苗接种"的早期探索，远较西方为先。俞茂鲲《痘科金镜赋集解》中就有关于"鼻苗"的记载，明隆庆年间，安徽省太平县的民间医生通过把天花患者痘疹中提取的脓浆接种在健康人的鼻内来使其获得免疫力，被称为"最早的民间人痘接种术"。明清时期由于疫病较猖獗，清政府对外国传染病的传入有所警惕，对进入海港的外来船舶都进行检疫。同时为了防止天花的传播，清政府专门设立了"避痘处"[16]，为各皇子建立隔离带。市井也有相似的关卡，按时开关，定期检疫。

明代著作《本草纲目》中提到常食大蒜可以预防疫痢、霍乱等传染病，引用的"谈野翁方"用白水牛虱预防天花[17]，还有"用苍术同猪蹄甲烧烟"以祛除恶气辟疫的说法。并注重饮用水的卫生，《本草纲目·水部》中记载："凡井水有远从地脉来者，为上；有从近处江湖渗来者，次之；其城市近沟渠污水杂入者，成碱，用须煎滚，停一时，候碱澄乃用之。"通过烧沸沉淀滤碱来防止病从口入。陈士铎《石室秘录》中提到，用贯众一枚，浸入水缸中，加入少许白矾，可以进行饮用水的消毒[18]。可见，通过过滤或者在井中投放消毒的药物来净化水源，对防疫有着重要的意义。

《景岳全书·卷二十六·口舌》记载："福建香茶饼之类，亦可暂解其秽。"[19] 用茶饼消毒，以防止病从口入，强调了防疫中饮食卫生的重要性。《本草纲目》中也有许多关于防疫方法的论述，如用雄黄、土茯苓杀灭老鼠、蚊虫、苍蝇、虱、蛆等[17]，"辟百邪，杀蛊虫"；用白茅香、茂香、兰草等芳香辟秽药物浸泡汤浴来辟邪气；通过把樟叶悬挂在门上来辟邪；或将降香末、枫、乳香等药物制丸熏烧，可祛邪气；或者将沉香、蜜香、檀香一起焚烧熏烟辟疫。以上方法在明清时期各医家著述中已较为常见，说明此类防疫思想已深入人心。

疫病的预防思想形成于先秦两汉时期，又经历了两晋隋唐、宋金元、明清等几个时期的充实、发展才逐渐完善。刘奎所处的时代是疫病学蓬勃发展的时代，涌现出一大批研究疫病的医家与著作。在这样的历史背景下，其自然受到当时环境的影响，以继承和发展《伤寒论》《温疫论》为主要方向，在前人研究瘟疫理论的基础上总结并提出了疫病的预防思想，与当时的各家思想交相辉映，共同促进了疫病学的发展，丰富了疫病学理论体系。

4 《松峰说疫》学术思想发展的背景因素

疫病具有非常明显的传染性、流行性等特点，如若暴发，会严重威胁社会的安定及民众的生命健康，疫病的发生、发展变化也受自然环境、社会环境等多种因素的影响，有的时候一种因素起主导作用，另一种因素可以加重疫情或者缓解疫情，两者又可以衍生出其他因素。良好、有序的环境可以有效地抑制疫情发展，而混乱的环境会加快疫病的传播速度。

4.1 自然环境因素

刘奎著书之地在山东，其预防方式方法，避瘟方药的应用特点、生长环境，都与山东省的自然环境特征关系密切。从区位条件来看，山东省地处华东沿海、黄河下游，濒临渤海、黄海，位于京杭运河的中北段。其西部连内陆，与多省相接壤，东部山东半岛深入黄海内部，北隔渤海海峡与辽东半岛相对，与京畿地区、山西省距离较近。尤其在清代，直隶省（今河北省）与山西省属于疫情重灾区，山东省由于所处的地理位置，非常容易受到周边疫灾地区的影响。

山东省的地形以山地丘陵为主，中部较高，西南、西北部较平坦，东部缓丘起伏，平原、盆地交错分布，本地区独特的地域条件在一定程度上影响了疫病的传播速度、传播途径及疫灾影响的范围。鲁西北平原区的水运交通便利，更有利于疫病的传播，而山地闭塞的环境会相对抑制疫病的传播。因为地形的多样性，生长在山地的苍术、黄连、鬼箭羽，主产于华北地区的桔梗、连翘，主产于黄河流域的石菖蒲等都是作者用于预防疫病的"避瘟方"中使用频率较高的药物。

山东省属于季风气候，雨热同季，春秋短暂，夏冬较长，降水分布不均，大量降水集中在夏季，若季风来得早，水量充沛，又因有些地区地势低洼，排水不畅，则易形成涝灾；来得晚，易形成旱灾，造成粮食的减产，从而引起大范围的饥荒，而干旱又有利于蝗虫的繁殖，古语云，"大战之后必有大灾，大灾之后必有大疫"。如光绪三年春，蝗灾之后"夏四月大疫"。

4.2 社会因素

自然因素创造了疫灾发生的条件，社会因素则加速了疫灾的发展。除了自然灾害、极端天气的影响，战乱也是清代瘟疫频发的主要因素。人群的聚集，接触的频繁使无疫之家也患上疫病，一家累及一乡、一城，再加上当时比较落后的预防措施，不仅没有控制住疫情的发展，更加速了传播速度。而由于政局的动荡，并没有有效的措施来保障民众安全，流民的大规模迁徙造成了城市垃圾和排泄物的增多，物质资源极度匮乏，水资源被污染，又伴随人民抵抗力低下，很容易受到疫病的感染。所以清朝时防疫大多采取建立隔离带等躲避的办法，远离患者，如皇太极时期设立的"避痘处"。当时采取的一些一般性措施起不到预防作用，以及不重视瘟疫的特殊性，这些都在不同程度上阻碍了人们防疫的脚步。

第二部分 《松峰说疫》 学术思想体系

《松峰说疫》为全面阐述瘟疫病的著作，上承《内经》《难经》，博采后世各医家关于瘟疫的论述，首创"三疫说""避瘟方""瘟疫统治八法"，对疫病的病因、治法、避瘟除疫方药以及防疫措施等均有系统的记载，在瘟疫证治、预防方面独树一帜。深入研究、总结书中关于疫病的发病机制、预防方法及施用方药的内容，对于当前疫病的防治有重要的参考价值。

1 《松峰说疫》学术思想

1.1 阐析瘟疫名义，首创三疫学说

《松峰说疫》一书继承了吴又可《温疫论》的医学思想，强调在防治瘟疫时需要首先明确瘟疫之名义。古人谈及瘟病时，多把"瘟"作温热之"温"，似乎"瘟"和"温"应看作两种不同的病症。刘奎认为，温病的描述与瘟病相同，温、瘟同属于一种病症，后人把温字加了"疒"字旁，变温为瘟，是按照病名来说的，不能看成是两种病症。

瘟病因感受四时瘟气，可形成春温、夏温、秋温、冬温等病，风温、湿温、温疟、温暑等病可看作瘟病的兼症，即瘟病兼风、湿、暑、疟。疫，自古以民皆疾来解释，凡某时某地，众人同患一种疾病，皆可曰疫。如果患了疫病，大多是因感受了天地之间的疠气，城市、乡井间及荒原的山区海边，延门阖户症状皆相同，如徭役之役，书中说"去'彳'而加'疒'，不过取其与疾字相关耳"，并进一步指出疫病包含的范围非常广泛，症状也

千变万化，而瘟疫只不过是其中一个症。其在吴又可对温病发病与病因学的认识基础上，进一步明确提出了"疫症繁多论""疫病有三种论"，认为疫病包括瘟疫、寒疫、杂疫。

瘟疫是指因感受温热疠气而发病，始终属热症，热之始，温之终，只有通过发汗才可痊愈，并且与其他病症有很大不同，不能长期缓慢调理，必须在一两剂之内见效，三五日之间痊愈。

寒疫无论春夏秋冬都可以发病，由于气温骤变，刚打开的毛窍感受风寒邪气，会突然发作，并且伴随出现头痛、身热、脊强等症状，感受风邪者会出汗，感受寒邪者则无汗，症状虽与太阳伤寒、伤风类似，但一般都是多人患病且症状均相同，其实是天地间的疠气导致的。发病于冬月者偶有发疹，症状轻的会出现咳嗽气喘、鼻塞声重，即便不治也可自愈。发病于夏秋者则症状与瘟疫类似，不能使用寒凉药物，不能通过发汗治疗，病程较长，多缠绵。

杂疫的症状千奇百怪，病因寒、热、温、凉都有，病位也变化多端，除了像疙瘩瘟、板肠瘟、乌鸦挣、油痧瘴、锁喉黄、化金疫等旦发夕死的暴脱怪病，像疟痢、霍乱、胁胀、痉厥、呕吐等疾病多引起大范围的流行，一家病则一乡一城乃至千里皆病，并且患者症状都一样，皆因为感染疠气所致。平时所用的治法往往行不通，必须深究脉症细微的变化，细细体察，去其火热之气，少加祛邪逐秽清利之品，灵活变通，才可奏效。疾病变化不胜枚举，种类繁多，无一定之方。有些书中认为瘟疫只有一种，并且分瘟病和疫病来看，并各方施治。刘氏认为瘟疫与疫病不同，瘟疫指感受温热邪毒而发病，病性多属热，且具有明显的传染性、流行性，是伤亡比较重的一类疾病，属于疫病的其中一种。虽然书中对于杂疫的归类不是很确切，但对杂疫在诊断、治疗方面的复杂性、特殊性的认识非常深刻，且具有实际意义。

1.2 倡创统治八法，按脉症宜变通

细读《松峰说疫》便可发现作者对前人的治学思想及学术经验的传承和发展非常地重视。对于瘟疫的治疗，古代医家大都认为"治疫不可先定方，瘟疫之来无方"，但这肯定是有原因的，瘟疫大都发生在兵荒马乱、气候反常、灾荒之年的社会背景下，遇五运六气之乖候，并与人事悖逆交织而形成。

伴随五运六气的变化，阴阳四时气候的差异，或是干旱而燥热焦灼，或是霖雨而寒湿郁蒸，忽寒忽暖，忽晴忽阴，变化莫测，患者的感受都是一样的，但是人事的错乱悖逆、发展变化，每个人的感受不可能相同，"或七情之有偏注，或六欲之有懑情，或老少强弱之异质，或富贵贫贱之殊途"。所以虽然都是瘟疫，但是治法却不尽相同。

比如乙巳年，百姓所患的病并不是疑难杂症，不过是痢疾、泄泻、腹痛、腹胀等常见病，但是用平时的常规治法并不奏效，若二三人患同一病症，用同一种治法，可能有效，也可能无效，或是这种治法对这个人有效，而用在另一个人身上就没有效果，又或是患病初期用该治法有效，后期再用又无效。如果一人患病只用一方一法治疗，结果很有可能会失败。正如作者在《松峰说疫·卷之二》"治疫症最宜变通论"中提到的："惟至于疫，变化莫测，为症多端，如神龙之不可方物。临症施治者，最不宜忽也。"[3]

治疗瘟疫遣方用药的时候，要细心观察，入理分析，辅以望闻问切，一一详参，根据脉证寻求病邪的根源，单刀直入，批隙导窾，抓住关键处一举攻克。据此提出了解毒、罨熨、助汗等八

法来祛除病邪，治疗疫病。纵观这八种治法，其中最具特色的是防治与调护方法并用，如《松峰说疫·卷之三》中列举了七十三种杂疫的表现及治疗方法，包括针对三阴三阳之间、卫气营血之间传变的各种方药，既有对前人方药的继承，又有根据自己临证的心得进行的创新；既有内服药物的治疗，也有施针、刮痧、罨熨等外治法的应用。其临床应用均阐明得十分详尽，丰富、补充了瘟疫治疗方面的内容。

1.3 区分瘟疫伤寒，独创六经治法

《松峰说疫·自序》中提到："伤寒之不明也，以中寒乱之。瘟疫之不明也，以伤寒乱之。"强调瘟疫与伤寒大不相同，从感受的邪气来看，瘟疫是因为感受了从口鼻进入、从经络进入的疠气，而伤寒是因为被寒邪所伤；从传变规律上来看，瘟疫多感于口鼻，传入阳明，具有表里分传，三阳传胃腑的特点，而伤寒的传变特点为六经传变；从治法来看，伤寒多以发汗散邪为主，瘟疫有五条，即发散、解秽、清中、攻下、酌补；从所用药味来看，伤寒多用麻、桂之辛温，瘟疫多用浮萍发汗解表；在患病症状方面，伤寒有寒象也有热象，而瘟疫的主症始终为发热，尤其是邪在三阴经时。

书中说："太阴以湿土主令，手太阴以辛金而化气于湿土，阳明盛则太阴化气而为燥，太阴盛则阳明化气而为湿。"[3]百病在太阴都是湿，只有温病在太阴是化湿为燥，治法宜清散皮毛来泄阳明之燥，滋太阴之湿。而邪在少阴时，"少阴以君火主令，足少阴以癸水而化气于君火，阳盛则丁火司权而化热，阴盛则癸水违令而生寒"。所以百病在少阴多是寒，只有温病在少阴则化寒为热，治法宜清散皮毛来泄君火之亢而益肾水之枯。邪在厥阴

时，"厥阴以风木主令，手厥阴以相火而化气于风木，治则木达而化温，病则火郁而生热"。所以厥阴之经最宜病热，瘟病因为卫闭从而阻遏营血，因为营郁所以发热，治法宜清散皮毛来泄相火之炎而滋风木之燥。瘟疫是邪伏膜原，自内达外的，不能完全按照伤寒的传经来辨证施治。

《松峰说疫·卷之二》的十二条总论中有"仅读伤寒书不足以治瘟疫，不读伤寒书亦不足以治瘟疫论"，虽然伤寒与瘟疫有许多的不同，但瘟疫变证杂症数量之多几乎与伤寒相等，吴又可《温疫论》中仅有斑、黄汗、狂等数条，但《伤寒》中诸汗、诸痛、诸血症，以及谵狂、渴烦、瘛疭、不语、摇头、大小便等证的方法论，瘟疫在治则、治法上可以借鉴许多，两种学说当共同发展。刘氏结合自己的临证经验，继承发展了仲景《伤寒论》六经证治学说，创立了瘟疫六经治法。书中详细论述了瘟疫三阳三阴经的传变特点、症状体征、治法方药，其中有方18首，从《伤寒论》经方演化过来的有12首。方中浮萍用药频率最高，其归肺经，味辛性凉散，可宣散风热、透疹、利尿，因为轻浮的特性，入肺经可外达于皮肤，所以发汗作用明显，甚于麻黄。刘氏在书中强调了对于有些病症，麻黄的发汗解表功能可以用浮萍来替代。

1.4 创立防治新法，巧用避瘟方药

作者对《难经》《黄帝内经》等著作精研深究，在前人的治学基础上结合自己的临证经验进行了许多的创新，对历代治疫名家如吴又可、张景岳等前辈的经验理论兼收并蓄，择其善而从之，并提出自己独到的见解。

如许多医家都认为瘟疫一般热证居多，治疗的时候多用寒凉

药物，而刘氏却多用温药，认为表邪未解，慎用凉药，如果误投了热药，还有方法可以缓解、治疗，可如果误投了凉药，就会像杀人的一把刀，没有转圜的余地，瘟疫虽属于邪热，也有不适合用凉药的时候，所以用药施治一定要谨慎。

分析其中汗、吐、下三种祛邪方法，吴又可认为当邪在胸膈时，出现胸膈满闷，欲吐不吐，欲食不食等症状时可以采用催吐的方法使疫邪随吐而出，作者认为瘟疫不论发病几日，如果大吐肯定是吉兆，会通过让病人吐后出汗得以治愈，所以说吐法可以发瘟疫之汗，有发散之意，虽然用得比较少，但是却很有效。

《温疫论》中的达原饮为治疫之良方，吴又可认为瘟疫浮于某经时就加某经之药，有三阳在表的治法，而对于邪之传里者，只有入阳明胃腑一条，传三阴经则略而不提。刘氏认为瘟邪在五脏六腑中的传变无处不到，并增加了三阴经的传变及治法，指出邪传三阴可能不能马上表现出明显的症状、体征，但如果说瘟邪只传三阳经，是不全面的。

作者非常重视对疫病的预防，也十分推崇防重于治的理念，并把历代各医家预防瘟疫的方法与自己多年的临证经验及心得体会相结合，在《松峰说疫·卷之五》诸方中记载了许多简便有效的防疫措施，共有"避瘟方"67 首、"除瘟方"45 首，避瘟包括焚烧、佩戴、嚼化、口服、悬挂、探吐等 10 种方法，用药116 味。

其中许多避瘟方药在现今来看对疫病的预防仍具有实用意义。本课题通过对刘奎《松峰说疫》的学习与研究，整理书中的学术思想，挖掘其学术理论体系的精髓，并对现代疫病防治进行补充，以期丰富和发展中医学学术思想和方法，提高中医药防治疫病的效果。

2 学术思想体系之理论阐释

2.1 明确病因，予以预防

古代医家通过对发病规律和自然环境的观察，发现四时之气异常会引发疫病，《素问·本病论》谓"四时不节，则生大疫"[20]，又提出了"三虚致疫"的观点，强调疫病发生的根本原因是正气虚、运气弱和人神失守。而《温疫论》认为温疫病因"非风，非寒，非暑，非湿"，是由于感染"戾气"致疫。作者继承了上述观点，指出患疫病因为"合天、地、人之毒气而瘟疫成焉"。天、地、人的致病因素即《素问·遗篇》中论述的天虚、人虚、邪虚，毒气瘟疫即感受了"戾气"。由此形成了独特的病因学观点。

古语云，"大战之后必有大灾，大灾之后必有大疫"。疫病多由人事之错乱，天时之乖违，尸气之缠染，天、地、人毒气之变蒸而形成，三者相互联系、相互影响。或者因为起居无时，饮食不节，气虚体弱而自行犯之，和四时的寒暑关联并不大。这种不正之气，不论贫富贵贱、男女老幼、强弱虚实都会感染，沿门阖境没有一人可以避免。

瘟疫学说形成于明清，乃由当时瘟疫流行情况所决定，明清时期由于战争和自然灾害，山东地区共发生瘟疫209次[21]，其中明朝77次，平均3.85年发生一次疫灾，清朝132次，平均2.02年发生一次，可见不管是发生疫病的频率还是次数，清朝都是远远高于明朝的。作为山东医家，刘奎重视瘟疫发病的社会背景，认识到社会因素在瘟疫发病中的重要性，提出："凡凶年饥岁，僵尸遍野，臭气腾空，人受其熏触，已莫能堪……又焉得

不病者。"[3]明确瘟疫发病之因，则预防瘟疫有据，此为《松峰
说疫》的学术基础。

2.2　重视运气，把握规律

中医学最基本的指导思想就是"天人合一"的整体观，人
与自然都在不断地发展、运动、变化，自然界四时气候的变化是
生物生长的重要条件，如果自然与人的关系遭到破坏，个体适应
不了自然的变化，即会产生疾病。《素问·天元纪大论》提出：
"天有五行御五位，以生寒暑燥湿风。"说明气候的产生与天体
的运动变化密切相关，经过长期的实践，人们发现了天体运动的
五运六气周期，联系到疾病发展的周期变化，产生了运气学说。
《黄帝内经》运气七篇结合古代的气象、历法、天文、物候等自
然科学知识阐述了人体的生理、病理变化及与自然的关系，通过
分析主气、客气的运行规律及六气客主加临来推演六气的变化，
阐述岁支、六气与瘟疫的关系。在一年六个时段中，火主两个时
气，二火分别为少阴君火与少阳相火，温病的发生与二火关系密
切，尤其是客气的君相二火，与君火不同，没有时间规律，变化
剧烈，相比较而言人体较难适应。六气主客加临[22]，主气上临
君相二火，火热之邪盛行，易引起疫病的发生；君相二火司天、
在泉，火岁相和，若不能正常变换、迁退，也容易引发疫病。

运气方法可以推测时令年运、风雨寒湿，水火为逆之年易引
起疫病的流行，因此要做好防疫工作。刘奎主张以《黄帝内经》
运气学说为基础预防疫病，或者灵活运用五运六气理论调换君
药。瘟疫为热毒之病，须行客运调换君药清之，如《松峰说疫·
卷之五》"除瘟方"中第一首方剂"松峰审定五瘟丹"，专门防
治时症瘟疫、高热谵语发斑，以制甘草甲己年为君，甲与己合，

化土之岁，土运统之，制甘草清脾土。其中甘草制之成人中黄，瘟疫盛行时，加雪水和蜂蜜制丸，初感瘟疫用滚白水送服，大热时用凉水，不便时用大黄水，能祛疫。

《松峰说疫·卷之六》"五运五郁天时民病详解"篇指出："治疫者，必先明乎化水化火之微，客气主气之异，司天在泉之殊致，五郁六气之分途。"[3]此篇突出天地有五运之郁，以治郁为主，如运用银翘解毒散"治水郁为疫，乃脾肾受伤，以致斑黄面赤，体重烦渴，口燥面肿，咽喉不利，大小便涩滞"。深研这一章节可以为我们提供一条疫病防治思路，在疫气来时，综合气候变化、地理环境、老幼虚实、病位浅深，参以望闻问切，再辅以运气理论来预测疫情发生的可能性和变化趋势，通过"天、地、人"三者合参，把握疫病发生、发展规律，防患于未然。

2.3　表里分传，三阳传胃

关于疫病的传变，刘奎以《伤寒论》六经辨证论治为基础，结合叶天士卫气营血辨证与吴鞠通温病三焦辨证，首创瘟疫六经治法，指出瘟疫具有表里分传、三阳传胃的传变规律。瘟疫三阳经病，营郁热盛，热肯定会传到胃腑，导致了胃阳过旺。三阳经中太阳在六经之表，首先感病，受病则卫闭而营郁化热；太阳之湿久而久之易在阳明化燥，导致卫阳遏闭，营热郁发；六经中，二阳在表，三阴在里，阳盛热，阴盛寒，而少阳居半表半里，往来寒热，因相火炎蒸，少阳经最易病火；因"三阴经气从阳化热，故但热而无寒也"。瘟疫始终是以热为主，特别是邪在太阴和少阴者。温病在太阴化湿为燥，在少阴则化寒为热，在厥阴则火郁而生热；三阳传胃发斑因卫盛而营衰，脾阴虚而胃阳旺，其里热发作，不拘在何脏腑，皆以泄胃为主。《松峰说疫》根据瘟疫传变规律，为其病前预防和病后防止复发，奠定了基础。

3 学术思想体系之方法

3.1 守住鼻窍，控制发病

《素问·刺法论》中有"天牝从来，复得其往，气出于脑，即不干邪"[20]的记载。天牝，鼻也，即认为疫病的传播途径是自口鼻而入[23]。《松峰说疫·述古》赞同《医学心悟》关于疫病发病的认识，即"一人之病……染及合邑，此乃病气、秽气相传染，其气息俱从口鼻而入"，认为瘟疫"与伤寒不同者，初不因感寒而得，疬气自口鼻入，始终一于为热"，明确瘟疫乃疬气自口鼻而入的发病学观点。

《灵枢·脉度篇》记载："肺气通于鼻，肺和则鼻能知臭香矣。"《素问·金匮真言论》又指出："西方白色，入通于肺，开窍于鼻，藏精于肺。"鼻为肺窍，是肺与外界相通的门户，邪气可以通过鼻侵袭人体，清气同样也可以通过鼻进入肺进而滋养五脏。所以预防瘟疫首先需要守住鼻窍，把邪气阻挡在鼻外。

3.2 截断病源，避免感染

作者根据《素问·上古天真论》"虚邪贼风，避之有时"与《素问·刺法论》"避其毒气"的理论，提出了具体的避邪防疫措施。首先要注意远离病邪，避免接触患者之物，包括衣服、饮食、器皿等，尽量不在疫病流行的场所滞留过长时间，而且还要控制好患者，避免与他人接触。合理处理患者所用之物，总结为"瘟疫不染方"，即"将初病患贴身衣服，甑上蒸过，合家不染"[3]。或入瘟家，用香油、雄黄、苍术末涂鼻，纸条探嚏，若无药，则饮雄黄酒一杯，只抹雄黄于鼻孔，则不染。还倡导使用闭气之法来预防瘟疫："用舌顶上腭，努力闭气一口，使气充满毛窍，则不染。"

作者指出防治瘟疫时须仔细诊察，望闻问切，据其脉症寻求病邪的根源。瘟疫遣方用药时，凡见一症，必出一法。遇体实者，用攻药单刀直入，批隙导窾，遇体虚者，再辅以补气药。将截断病源辨病用药与卫气营血辨证相结合，提出"不失时机地清营凉血""早用苦寒泄下"，并附病案一例：其子刘秉锦因感受冬时热疫，四肢行走疼痛，用痹症的治法治疗没有效果，遂用金银花、草节、羌活、防风、薄荷等凉散解毒之品，三四十贴即痊愈，后来才知道是疫症。

仲景在《金匮要略·脏腑经络先后病脉证》中记载："适中经络，未流传脏腑，即医治之。"指出若稍有不慎，感受了外邪，应在外邪刚侵犯经络，尚未内传到脏腑的时候，就及时进行治疗。刘奎也非常注重早期治疗，认为必要时可以截断卫气营血的传变，在疫病初期"重用清热解毒之法"，用方"金豆解毒煎"，其中六味药物均为解毒轻剂，旨在快速、有效地截断病源，守护好气分。邪气入营就应开始凉血化瘀，不用等到入血分了才开始凉血散血，尽早防变[24]，避免出现血分危证。这样不仅可以护固正气、防止损耗，还可以防止病情进一步恶化。书中体现的防治注重截断病源的方法对启发临床防治疫病的思路起到了一定的作用。

3.3 切断途经，控制传播

《松峰说疫》指出瘟疫流行，与蚊、蝇等物有关："凡瘟疫之流行，皆有秽恶之气，以鼓铸其间。试观入瘟疫之乡，是处动有青蝇，千百为群。"充分认识到蚊、蝇、鼠、虱等对于疫病的流行发展起着推波助澜的作用。苍蝇是战乱、灾害饥馑和瘟疫流行期间疫病的主要传播媒介，故提出逐蝇祛疫法。书中提到的另一个重要传播途径就是经历了大型的战争或者灾荒之后，"凶年饥岁，僵尸遍野，臭气腾空，人受其熏触"，导致士兵和百姓的大量死亡，常常因尸骸暴露在空气中或浸泡在河流里而污染空气和水源，使附近地域居住的人、救援死伤与患者的人整日处在臭秽之气中，这种情况有可能引发更严重的疫情。所以要及时处理尸体，远离人群聚集处，将患疫死者尸骸焚烧、埋葬，防止疫病继续传染，同时通过佩戴或熏烧一些避瘟方药，避免感染臭秽之气而得病。这些都对疫病防治起到了积极的作用。

有些瘟疫与水源有关，作者提倡运用姜酒避瘟法，麻子、赤豆、发泥投井方，还可用糯米、贯众、苍术等浸水缸中对饮用水源进行消毒。书中记载："范文正公所居之宅，浚井先必纳青术数斤于中以避瘟。"[3]在井中投放一定的药物来保持水源的清洁。刘奎曾与患瘟疫症者同居一室，但并没有被传染，进而分析自己未被传染的原因是焚烧了一块降真香，可以避秽恶邪气、瘴气瘟疫。由此发现降真香、甘松、沉香等芳香辟秽药物可以预防瘟疫，控制其传播。采取焚香、纳鼻、悬挂等外用的方法，同时可减轻祛邪药物对人体正气的损害，来防止邪气伤正。

3.4 培固正气，增强体质

《素问·金匮真言论》提出"藏于精者，春不病温"，体现出注重护固正气来预防疫病的方式。培固正气可以有效地提高机体抵御疫邪入侵的能力，使疫邪不能侵犯人体[25]，即使感受了疫邪，也能抗御疫邪的长驱直入，使病情轻微，易于治疗。《素问·刺法论》提到"正气存内，邪不可干"。此扶正祛邪思想奠定了后世养生及防治瘟疫的原则。一方面培固正气、增强体质、抵御外邪，一方面避开疫气，不受其毒，体现出护固正气、增强抵御外邪的能力以预防疫病的重要性[26]。《黄帝内经》还提出调摄精神、顺应自然和固本藏精以护固正气等颇具特色的重要原则。"因时之序"，顺应四时节气的变化来调整自身阴阳的状态以强健体魄。仲景提出"更能无犯王法、禽兽灾伤，房室勿令竭乏，服食节其冷、热、苦、酸、辛、甘，不遗形体有衰"等养慎思想。认为要注意不触犯国家法令（而受鞭打），避免禽兽伤害，做到房事有节，衣着、饮食冷热适中，五味调和，不能让以上因素侵扰身体使防御功能下降。

刘奎继承并发展了仲景的预防思想，指出部分疾病"皆因起居无时，饮食不节，气虚体弱，自行犯之，非寒暑之过"。亦即保养正气是预防瘟疫的关键，其具体方法有：

3.4.1 调理起居

书中记载："房中不可烧诸香，只宜焚降真。衣被不可太暖，宁可稍薄，唯足宜常暖。风有应避、不应避。（风能解热清凉，有涤疫之功，正疫家对症妙药，不必垂帘密室。）"自然环境的变化，同时也可影响人体的正常生理功能，人体更要合乎自然节律。灾疫之年，草木失其常态，通过观察自然的异常变化，调理起居，避寒避暑，顺应四时的变化，可有效地提高人体自身抵御疫邪侵袭的能力。

3.4.2 调理饮食

起居劳作，无不关乎饮食，饮食五谷入中焦，脾胃运化则精气流备，阴阳升降有序，水谷受纳，土旺健运，气血生化则泉源不竭，营卫周身则疫气难侵。养成良好饮食习惯，顺应四时节令从而进补发陈。书中提出病时病后食莫过饱，尤忌鱼肉，不可食韭，忌饮烧酒。平时注意五味调和，食不厌精，脍不厌细，荤素合理搭配，不嗜肥甘厚腻，大渴毋大饮，大饥毋大食。明清时期饮屠苏酒被各医家所推崇，书中说"烧酒、大蒜于疫疠盛行所不可缺"，刘奎自创了姜酒、姜豉和白术浸酒、椒柏酒、松毛酒、羹食配茜根煎液等食疗、酒疗方法。如松毛酒可避五年瘟，及"三月三日，取黍面和菜做羹食。预解疮疹，茜根煎汁，入少酒服。时行疮疹正发时，服此则可无患"等。为现今临床在食疗预防疫病方面提供了思路，可结合众多药膳，毋过补、妄补，因人、因时制宜，调理自身的阴阳偏盛偏衰，通利气血以强身健体。

3.4.3 调摄七情

情绪失畅易导致气机郁滞、营卫失调、脏腑功能失常而使人易患疫病[27]。《松峰说疫·卷之一》提到"家有病患……从口鼻入，故宜清阳明，舒郁结，兼理劳伤为要"，强调了调畅情志的重要性，精神内守方能避免五志失常，从而增强抵御病邪的能力。常常保持宁静、乐观的心态，可以使体内气机活动的升降出入正常，五脏气机和畅，既可以上行清气、下降浊气、合营卫以固表，又可以护元真以藏精。情绪得以调和，气机和畅，鼻窍通利，则肺气通畅，功能得以正常发挥，五脏六腑气机调和，水津四布，精气运行。如果五志失常，情绪失控，精神不守而出窍，气机逆乱而郁闭，五脏不和，则疫邪毒气易侵袭致病。

3.4.4 其他

"凡伤寒、瘟疫其不可治及难治者，必属下元虚证"，须节房事，不可劳倦过度。对于出入病家，亦提出一些护正方法，如"舌顶上腭，努力闭气一口，使气充满毛窍，则不染"，此外还有闭气法、吐纳法、腹式呼吸法等[28]。

4　学术思想体系之方剂

《松峰说疫》根据对前人理论的认识和提出的预防方法，创立了具体可实施的方药，以截断病源而预防瘟疫。书中设有"避瘟方"一节，共载67方（其中包含符咒3方），用药116味。排除其中一个瘟疫不染方为蒸煮病人的贴身衣物，还有一个入病家不染方为舌顶上腭，闭气一口再进入病家。其余65方的具体用法包括焚烧、佩戴、嚼化、口服、涂鼻取嚏、悬挂于井中及门户、浸泡于水缸中、煎汤沐浴、探吐等10种。并根据五运六气理论对药物与人体的影响，重视时间在药物采集、煎服等过程中的作用，有26首方剂指出在特定的时间内服药物、焚烧、悬井、沐浴可以达到预防瘟疫的效果，另有5个方剂指出特定的采药时间，8个方剂指出特定制药时间。如"五月五日午时，采苍耳嫩叶阴干收之；六月六日，采马齿苋晒干；九九尽日，茵陈连根采，阴干"等。

在这10种方法中，27方采用了内服法，15方采用熏烧法，7方采用悬挂佩戴法，4方采用投井法，其他方法使用次数较少。其中有8个避瘟方采用了多种用法，如太乙流金散，既可以焚烧，又可以佩戴于心前、悬挂于房中；苍术汤，既可以内服、沐浴，又可以焚烧等。现将避瘟方剂的具体应用整理如下：

4.1　避瘟方剂具体应用

4.1.1　内服中药预防法

内服药物预防疫病分为单味药和多味中药，根据个体的差异制备成不同的剂型。其中内服剂型包括汤剂、酒剂、水浸剂、丸、散等，主要根据中医理论进行辨证论治。大都有特定的采药、制药时间，多种用法配合使用，如茵陈乌梅汤，"九九尽日，茵陈连根采，阴干。遇瘟疫起，每一人用茵陈五分，乌梅两个，打碎，热服，汗出即愈"。本节以刘奎学术思想为基础，按照内服剂型分别介绍单味药与多味药的方药特点。

4.1.1.1 汤剂

单方：书中记载汤剂主要有糯米汤、姜糖水、井华水、雪水、桃汤、苍术汤等。水是汤剂的重要组成部分，可以煎、煮、浸泡药材，也可以直接用来防治疫病。如神砂避瘟丸，"于太岁日或平旦，一家皆向东方，用井花冷水各吞廿一丸，永无疫患"，即用井华水兑服御邪的药物。或用药物投井中来祛邪，如"腊日之夜，令人持椒卧井旁，纳椒井中，可除瘟病"。据本草记载，井华水、雪水均甘平无毒，可解一切毒，治天行时气温疫，糯米汤则可补中益气，暖脾胃，护固人体正气。另外，前人认为可以通过洗浴避疫的药物，刘奎认为也是可以内服的，比如桃枝汤和苍术汤，"元日，服桃汤，压邪气，制百鬼""元日饮苍术汤并用汤沐浴及焚烧，可避终岁疫"。也可以灵活应用雪水在预防中的作用，"除瘟方"中提到雪水无论单饮还是煎药都可以解瘟疫。

复方：单味中药的使用不能满足疫病临床复杂多变的病情需要，复方则能更好地兼顾到各个方面。如既可以避瘟又可以除瘟的神仙祛瘟方，用药包括抚芎、苍术、甘草、干葛、生姜、葱，配连根水两碗，煎到八分时空心服，病急要急服，抚芎用一钱就会很有效。又如诸葛行军散，绿豆粉与麻黄共研烂和匀，用无根水调服，汗出即愈。

4.1.1.2 散剂

单方：书中记录了 16 味用于预防疫病的单味药物，如穄米研末顿服则避瘟不染；在瘟疫盛行之时，把车前子隔纸焙为粉末，服用后则不会被传染；神柏散中把庙社中西南柏树东南枝晒干研末服用、避瘟方中捣烂桃叶上虫用凉水调服以防感染瘟疫。本草中记载，桃蠹虫、柏枝均辛、温、无毒，可以避瘟疫祛邪，令其不相染，是历代医家一致认同可以避疫的方式，并且在清朝广为流传，作者在此基础上提出了皂角、苍耳嫩叶等芳香类药物也可以研末制成散剂服用以预防疫病。如"初伏，阴干黄花蒿，冬至日研末收存，至元旦蜜调服""六月六日，采马齿苋晒干，元旦煮熟，盐醋调食之"。将散剂细末与水、蜜、盐、醋等制剂配合使用，增强其避瘟效果。

复方：避瘟方中提到的散剂大多不可内服，如老君神明散、藜芦散均可以避瘟疫气，用于疫病的预防，但其中含有附子、乌头等有毒药物，易损伤人体，只可外用，如通过佩戴悬挂法来预防疫病。而不染瘟方散剂可以内服，用雄黄、赤小豆、苍术制散就水服用来预防疫病。

4.1.1.3 丸剂

单方：丸剂是指药材细粉或药材提取物加适宜的粘合辅料制成的球形或类球形制剂[29]。代表方为神砂避瘟丸，朱砂一两，用白蜜和丸，在特定的时间一家向东方就着井水吞下，可以永不患疫。《神农本草经》中把丹砂列为上品第一味药，认为其可以杀精魅邪恶鬼，辟邪恶瘟疫，解痘毒，驱邪疟，历代本草著作也都延续下来了这种说法。因朱砂主要成分为硫化汞，若遇热会析出汞，所以不宜入煎剂，多入丸、散，用量需控制在安全范围内。

复方：丸剂中的复方在避瘟方中应用较多，大都以雄黄为主药，如雄黄丸中配伍丹参、赤小豆、鬼箭羽三味研末后与蜜共调，制成丸剂，用于预防疫病。刘奎所载的丸剂继承了《证治准绳》中的雄黄丸，将丹砂改为丹参，以此来活血凉血，并去除了《千金要方》所载雄黄丸中的鬼臼，减轻毒性，治瘟疫不相染。或噙化丸剂，如福建香茶饼，用沉香、白檀、儿茶等药物同糯米汤调制的丸剂，不时噙化以扶正避一切瘴气瘟疫。

4.1.1.4 酊剂

单方：指原料药物用酒提取或溶解而制成的澄清液体制剂。酊剂中单方中药的应用十分丰富，为预防疫病提供了许多简便有效的方法，作者十分重视酊剂的应用，在《卷之一》中就指出了"烧酒大蒜于疫疠盛行所不可缺"的观点，书中列举了姜酒、姜豉酒、椒柏酒、松毛酒等。姜豉酒传承前人的避疫方剂，在古方豉术酒的组方基础上加了一味生姜，其味辛，走窜而不守，可以解表散寒、开郁散气、解毒和胃，以姜豉和白术浸酒[30]，举家常服则可避疫。椒柏酒避疫"除日，用椒三七粒，东向侧柏七枝，浸酒一瓶元日饮"；松毛酒将松毛细切末就酒日三服可避五年瘟疫；饮姜酒时主张出门时先饮一杯以防染病，回家后再饮一杯，不能饮者出入可食姜蒜或塞鼻来防止疫疠邪气从口鼻进入。还主张入病家之前饮雄黄酒一杯，若不能饮酒者也需稍稍饮之。

复方：酒本身辛温，具有通血脉、杀邪气、行药势之功效，能通入周身脏腑经络诸处，升发阳气，御暑湿之瘴气，可疗阴毒，逐瘟辟瘴。所以酊剂在预防疫病中应用较多，屠苏酒就是其典型代表，传承前人的避疫思想对屠苏酒的药物组成和用法做了一定调整，饮用方式较之前简单，将药物悬置于井中，元旦之日饮其酒煎剂，若每年饮用，则代代无病。饮屠苏酒的同时还要忌猪、羊、牛肉、生葱、桃、李、雀肉等。除瘟方中还有作者自创的"逐瘟方"，将地黄、牛膝。五加皮等药物同牛乳、甘草汤浸泡三日，取出加入牛乳和仙灵脾拌匀蒸透，锉细末浸泡酒中，从十月朔饮至冬至，因用牛奶制剂，药物药性都很平和，适合长期饮用以防治疫病。

4.1.1.5 原药材

原药材为没有经过加工，直接使用用于预防疫病。作者多用大豆、赤小豆、穄米、马齿苋、红枣防疫，如避瘟不染方，穄米研末顿服，或"三月三日，黍面和菜做羹食，预防疮疹。"或将大豆纳井中放一宿取出服七粒；或如麻豆投井方，在元日，将麻子与赤豆共撒井中用以避瘟。其中大豆可除痈肿，煮汁饮杀鬼毒止痛，赤小豆可排痈肿脓血，治痘后结毒，辟瘟疫。书中还增加了食疗防病，如元日五更，用红枣来祭五瘟，全家食用可以防病。或元旦用盐醋调食煮熟的马齿苋，一年可免时疫。

4.1.1.6 药汁

药汁即把药物洗净，捣碎取汁。也可是一种或几种药料的煎出液用来预防疫病。书中提到最多的是蔓菁汁，立春后庚子日，全家一起服用蔓菁汁，不管服用量的多少都可以起到预防的效果，萝卜汁也可以服用用以防病。

4.1.1.7 水浸剂

水浸剂即把药材投入井水浸泡之后再在特定时间取出服用的方法，可避瘟，或者把药物投放到井中可祛邪。如"时瘟疫流行，水缸内每早投黑豆一握，全家无恙。"其对疫病起到的预防作用多与药材和井水的辟疫作用有关。用单味药避瘟，多用苍术、贯众浸水饮用。因贯众苦、微寒、有毒，且主治腹中邪热气，诸毒，杀三虫，苍术气味辛烈，芳香辟秽，胜四时不正之气，又可驱除秽浊恶气，弥灾诊，解诸郁，辟山川瘴疠。复方多用赤小豆、糯米浸井水后服用以预防温疫，或用金银花、鱼腥草、菊花、桉树叶煎水代茶饮。

4.1.2　外用中药预防法

4.1.2.1　熏烧法

即将芳香植物的茎叶进行处理，通过烟熏燃烧药物使其烟气上熏来祛邪避秽以预防瘟疫的一种外用方法。这种方法制作简单、使用方便、见效快、药效的作用范围较广，是《松峰说疫》最为广泛运用的外用方法。

疫病盛行时，古人多用烧烟的方式来辟秽，其中较常用到的熏烧药物就是艾叶，艾叶气味芳香，性辛苦温，擅长温经散寒暖气血，熏烧叶片又可以驱虫防病。如《卷之二》"除秽"一法提到的苍降反魂香，苍术、降真香研末，揉入艾叶内，绵纸卷筒焚烧可用于除秽祛疫。又如李子建杀鬼元方中将藜芦、虎骨头、雄黄等药揉入艾绒中卷成筒，在瘟疫盛行之时点着熏病人房中以避疫。断瘟法中"以艾灸病人床四角，各一壮，勿令人知，不染。"降香也是单方中常用于避瘟的药物，天时行气，焚降真香有验。或于除夜，将家中所余杂药调和到一处与苍术一起焚烧以避瘟疫。除此，作者也采用山中、石上或者竹木上的雄狐屎来焚烧避疫[3]，在太乙流金散中提到的腊月鼠，焚烧并于正旦埋于住所可避瘟疫气。

其中烟熏法通过焚烧取烟来达到祛邪避秽的目的，如避瘟方中记载的五个避瘟丹，集中了常用的大部分芳香辟秽类药物，指出避瘟丹可随时焚烧，能避一切秽恶邪气，且有一定的时间限制，每焚一丸，良久再焚一丸，略有香气为妙。神圣避瘟丹，于正月初一平旦焚烧以避瘟；太苍公避瘟丹，在五六月终日焚烧于长期无人居住的房屋以避瘟等等。还有除瘟方中所载预防疫病的方剂灵宝避瘟丹，将辟瘟祛邪类药物与芳香辟秽类药物结合，焚烧可以辟邪魅。太乙流金散以辟瘟祛邪类药物为主，采取佩戴、悬挂、焚烧三者相结合的方式来避免瘟疫的传染，七物虎头元以虎头、朱砂、雄黄为基础药，加上需要佩戴在男左女右臂上，可通过悬挂于屋内四角，佩戴于手臂、夜间焚烧或是晨起吞服来防疫。

熏烧法常用的单味药物有苍术、雄黄、川芎、细辛、虎头骨、乳香、降真香等，利用药物出烟，净化空气，杀菌抑菌，因燃烧不同的药物，功效也不尽相同，熏烧后多散发芳香，有辟秽之功。常用复方有太乙流金散、避瘟丹、杀鬼丹等。芳香药物及辟秽类药物在熏烧法中应用广泛，为预防疫病做出了很大贡献。

4.1.2.2 悬挂佩戴法

即指在身上佩戴或者在居所之处悬挂药物的外用方法。多用丝帛或绛囊包裹芳香类中药制剂，多悬挂于帐前、门槛、枕边或者佩戴于胸前、腰间、颈部、手臂等部位。这种朴实的外用方法具有简便易行、美观修饰的特点，低头就可以闻到药物的气香，起到祛邪的作用，是预防瘟疫运用最广泛的方法之一。单方如用绛囊盛马蹄屑佩戴，男左女右可预防热病；正月取女菁草用绛袋盛挂账中可避瘟；或悬挂马尾松枝，以免瘟疫。悬香以雄黄、鬼箭羽、白矾等芳香杀虫类或艾叶、麝香、桃枝等芳香辟秽类药为主；配香多使用苍术、白芷、等理气类药物。如老君神明散将苍术、桔梗、细辛、附子、乌头等药物研成细末佩戴身上避瘟疫；杀鬼丹则是在虎头骨、朱砂、雄黄类辟瘟祛邪类药物基础上加了桃仁、斧头木、麝香、木香、白术等芳香辟秽类药物。务成子萤火丸，主避瘟疫恶气，百鬼虎狼、蛇蜂诸毒都可以预防，以太乙流金散为基础方加了雄鸡冠、鸡子黄、藜芦等用红绸缝三角佩戴于左臂也可悬挂于门户。

元旦前后将芳香辟秽的药物放入带中随身佩戴或悬挂于房中；自拟了除秽靖瘟丹[3]，也在祛邪类药物虎头骨、明雄、朱砂的基础上增加了苍术、细辛、降真香、白檀香等芳香辟秽类药物，将药末装入绛囊，阖家分带，预防疫病。清朝在应用祛邪避疫药物的同时加大运用芳香药物，使药物悬挂佩戴法预防瘟疫的内容更加丰富。常用的单味药物有雄黄、虎头骨、朱砂、附子等祛邪类药物，也有细辛、麝香、甘松、菖蒲等芳香辟秽药。复方主要包括：太乙流金散、藜芦散、神圣避瘟丹、务成子萤火丸和除秽靖瘟丹，都可通过悬挂、佩戴来预防瘟疫。

4.1.2.3 纳鼻嗅鼻法

是以药物塞于鼻腔以预防疫病的外用方法[21]。如姜酒避瘟法，如果不能饮酒，可将姜蒜纳鼻中预防瘟疫；藜芦散中将药物研末佩戴小臂上，随时可以取药末纳鼻中来避免感染。疠气易自口鼻而入，可用单味雄黄或复方雄黄散以及香油或芳香植物的汁液涂抹于鼻腔，把邪气挡在口鼻之外，免于感染时疫，从而起到预防疫病的作用。雄黄、细辛、苍术、大蒜、麻油是运用较多的方药。

4.1.2.4 塞鼻取嚏法

是将调配过的芳香服气类药物，共研细末，将药末用酒等调成糊状用布包适量塞入鼻内刺激鼻腔，使人不停打喷嚏以治病祛邪防疫的方法。临床可通过吹鼻、滴鼻、探鼻等方法实现，药物进入鼻腔，作用于上呼吸道，宣肺降逆以固肺卫祛邪，利用中药挥发性或刺激性特征引起应激反应，畅通肺气，吸纳清气，喷出浊气。如透顶清凉散，先噙水口中，将白芷、细辛、当归等研成细末涂鼻，把水吐出后取嚏，已患、未患者都可以用；入病家不染方用香油和雄黄、苍术末，涂鼻探嚏，单用一种涂鼻取嚏也可避瘟。塞鼻、取嚏可以调动脐下丹元气息，从而使气血调和，三焦通道畅通，激发人体正气鼓邪外出，促使人体吸入清气，排出浊气。取嚏法是对自身免疫系统地调动，芳香塞鼻取嚏帮助祛除自身寒气。肺与大肠相表里，取嚏在宣肺的同时亦可以加强大肠的推动力，通过"脑肠相通"[31]的学术观点可以看出塞鼻取嚏对大脑应激敏感区、肺气宣发及大肠推动的影响。常配合麻油、雄黄纳鼻或用透顶清凉散等嗅鼻联合运用。取嚏药大都以雄黄、麝香等芳香辟秽类、茴香、胡椒、八角、蜀椒等芳香温里类以及木香桔梗等方向理气类药物为主。药物塞鼻对预防疫病的传染有较好的疗效，初期通过喷嚏，让邪气从鼻腔泄出，以防深入人体而致病。多与麻油、雄黄涂鼻想配合应用，藜芦散、雄黄是塞鼻取嚏法运用较多的方药。

4.1.2.5　探吐法

探吐法即内服或者吸入药物，并配合一定的手法来取吐达到祛邪目的的治疗方法。在瘟疫盛行之时如遇邪实上焦、痰食气逆不通及欲吐不吐的患者都可以用此法来祛邪避疫。选用药物多为辛散芳香之品来探吐、涤痰祛邪，以此通利气机、调畅三焦达到预防疫病的目的。如避瘟方中记载"于春分日，用远志去心，水煎。日未出时，东面饮二盅，探吐，则疾疫不生。"就应用了远志苦辛温归肺经、定心气、止惊悸、益精杀毒、散痰涎、养气血的特点来调畅气机，祛邪避疫。除瘟方中应用仙传吐法，饮百沸汤之后，反复用手揉肚，用鸡翎探吐，吐后服用葱醋煎汤顾护胃气，见效快，方式便捷。

4.1.2.6　沐浴法

沐浴是将各种药草混合在一起煎煮，随后用药液洗浴全身或者浸渍患处来预防疫病的方法。药物作用于全身肌表、局部、患处并通过吸收来循行于全身经络血脉，内达脏腑，由表及里，使秽浊之气不能停留在皮肤致病[32]。如书中提到于元日饮苍术汤并用汤沐浴可终岁避疫；或于谷雨之后，用苍术、川芎、白芷、藁本等煎水沐浴3次泄其汗，汗出臭者则无病。同时，还可配合外治法以助汗，起到消毒杀菌、发汗祛风排毒的作用。在沐浴过程中，药效和药液的热力结合，可以通利气血，疏通经络，协调脏腑，强身健体，以护卫正气。通过调节内脏功能来扶正，通过活血发汗来调节体温、排泄废物，达到预防疫病的目的。还有防治专用沐浴方，以东行桃枝煎汤沐浴，可以用于疫病的预防和治疗。

4.1.2.7 涂抹法

涂抹法即直接将药物制剂涂抹于皮肤患处，使其发挥辟疫作用的方法。清代医者多用芳香辟秽药物，使局部涂抹法有了一定的发展。最常用雄黄和香油混合涂抹鼻窍。如又避瘟方，入瘟家用麻油涂鼻之后取嚏，则可起到防疫作用。又如入病家不染方，将香油、雄黄、苍术末涂鼻，用纸条探嚏；或直接饮雄黄酒一杯，用雄黄涂鼻，都可以起到预防作用。在防治孕妇妊娠瘟疫时，恐伤胎气，采用罩胎散，用晒干的嫩卷荷叶和蚌粉研末，配以新汲水入蜜调服，再制剂涂抹于腹部；或用井底泥、青黛、伏龙肝三味药制成的涂脐散研末调匀，抹于腹部，防疫安胎。涂抹法单方多用雄黄，复方多用雄黄、香油或芳香药物的汁液制剂，主要作用在鼻及鼻腔、人中、手脚心、膻中、太阳穴等部位，避免邪气进入肺，预防疫病。

此外，用药途径还有噙化、投井等。有些使用方法有一定的封建迷信色彩，比如投井时可伴念咒，或粘贴符咒贴在门上。

《黄帝内经·汤液醪醴论》中提到"神不使"理论，若神气虚衰则会给邪气以可乘之机，而符咒法预防瘟疫的实质是通过心理暗示调动机体的正气，达到抵御邪气的目的，符合当时封建迷信的历史背景。如用黄纸朱书写符咒贴在门上，其中纸张可能用药物浸泡。朱书为蘸取朱砂来写字，本身也可以嗅鼻、佩戴、熏烧。我们现在不需要这种手段，但可以在运用时斟酌更多用药方式。尽管避瘟方中有些使用方法较为古老和冗杂，但仍具有很大的现实意义。比如悬挂、佩戴方可以制成装饰品置于家中，也可以做成香囊随身携带；熏烧方可以做成熏香、蚊香使用；沐浴方可做成浴液使用；用于投井投缸的避瘟方可以配合着代茶饮使用。

4.2 除瘟方及外治法的应用

4.2.1 除瘟方剂预防概况

经统计，《松峰说疫》一书载有除瘟方剂 45 首，除瘟方中包含的药物有 107 味，药物运用频率较高的有雄黄、柴胡、甘草、葛根、生姜、麝香、朱砂。45 首方剂包括内服汤剂、丸剂、酒煎剂等剂型，有点两眼角、吹鼻取嚏、熨法、探吐、擦搓法等用法。除了一些外用熨搓等方法用到温热性的药物，其余大部分均为寒凉药物，如黄芩、黄连、栀子、石膏等。刘氏审定五瘟丹、柴胡白虎煎、归柴饮等方剂，有的内服，用于治疗时症瘟疫，阳明温热，表邪不解，发热，头身腹痛，谵语无汗，发斑疹与痧，或二便五六日不行等症；有的外用，盐炒麸或用葱姜去汁取渣，用绢帛包住揉熨心胸胁下，药气得热则行，大便易通，汗出即愈。或饮百沸汤半碗，边揉肚边饮，用鸡翎探吐，覆衣取汗，用治一切瘟疫、伤寒、伤风、伤酒、伤食。

综上，除瘟方主要通过汗、吐、泻三法来祛邪避秽，截断病源以治疗瘟疫。其中有两个方剂，神仙祛瘟方和观音救苦散，既可以治疗瘟疫，又可以预防瘟疫，未病者用之不染，已病者用之痊愈。

4.2.2　外治法的具体应用

《松峰说疫·卷之二》列举了瘟疫统治八法，即解毒、针刮、涌吐、罨熨、助汗、除秽、宜忌、符咒，并详尽解说。虽有部分治法具有一定封建迷信的色彩，但大部分的治法简便易行，见效明显，至今在学术和临床治疗中应用广泛。

4.2.2.1　解毒

书中提到"未病之先，已中毒气，第伏而不觉，既病之时，毒气勃发，故有变现诸恶候"。指出毒气与瘟疫相为终始，所以以解毒为第一要义。刘氏首创两首方剂用于解毒。第一首金豆解毒煎，以金银花、绿豆清热解毒，用于祛逐疫毒；甘草作为佐药，同时也可以解一切毒；陈皮调中理气；蝉蜕疏散风热，潜消毒气。各药相辅相成，取效迅速。另一方绿糖饮，君药绿豆解毒退热，除烦止渴，利小便，配伍白糖既可解毒又可凉解，在瘟疫各个发展阶段均可服用。两方均未使用石膏、黄连、黄芩等苦寒药物，而是配伍甘寒之品来解毒清热，除烦生津，且都可就地取材，简便易得。

4.2.2.2　针刮

针法多用于初感瘟疫之时，包括两种。第一种为刺，针直入肉中；第二种为挑，针尖斜入皮肤向上拨，随后用手摄出恶血。刮法有蛤壳、磁盅、麻蒜、铜钱 4 种方式，或蘸清水，或蘸盐水，或蘸香油，刮出紫疙瘩后用针挑之。若患瘟疫兼有咽喉诸症或体厥脉厥等症，则刺少商穴，有血出即止，若无血出则摄出。针刮多用于脖颈后当中、两旁左右大筋或左右两肩软肉处、两肩下脊背上软肉处等，都是刮出紫疙瘩后挑破摄血。《松峰说疫·卷之三》论治杂疫83例，其中有49例用到针刮，如疙瘩瘟用三棱针刺委中三分，出血，并服人中黄散。板肠瘟其症初发如伤寒热病，三四日小腹胀满，不治数日即死。用指粗的一缕麻，自两肩刮至手腕，两大腿根刮至两足跟，咽窝刮至脐下，出紫疙瘩刺破，摄血，即时汗愈。

4.2.2.3 涌吐

不论瘟疫的日数为几何，忽而大吐，吐后则汗解，是吉兆，乃通过涌吐使病邪得以发散。如萝卜子汤吐法，将萝卜子捣碎温汤徐饮，只要是邪实上焦或痰食气逆不通等症都可以吐，如果吐不尽则下行。或把炒红的食盐用沸水冲泡，宁淡勿咸，从半碗水依次递增，自然涌吐，可以治伤食痞闷，手足逆冷，尺脉全无。用烧盐兑服童便，三饮三吐可治干霍乱。

4.2.2.4 罨熨

罨熨多指把药末或药物粗粒炒热捣烂，用布包住，挤出汁液，熨于患处，达到治疗疫病的目的。一般瘟疫用药之后六七日仍无汗出，并自觉胸腹闷痛，此时用罨熨法可以发散邪气，通养血脉，使药气得热行走全身，汗出而痊愈。此法尤其擅长伤寒结胸症，使滞行邪散，不论寒热，都可以运用。如用葱姜各数两，萝卜倍之，根据不同的病症特点，改变药物的用量，若表邪或气滞明显则重用生葱，若有寒则重用生姜，若有痰积食滞则重用萝卜。共捣微烂，炒热熨于患处，汗出则痊愈。

4.2.2.5 助汗

汗、吐、下三法中汗法居首位，因汗易出，可达到散邪的目的。《松峰说疫》中汗法应用方剂20首，部分方剂可以通过点眼、塞鼻、沐浴、涂抹来发汗。如点眼取汗方，饮沸水之后，用冰片、枯矾、粉草的细末点眼，两手紧搬两肩，屈膝片刻即汗。又如桃枝浴法，多用于瘟疫初感，发热恶寒无汗。取东南桃枝煎汤沐浴即可发汗。内服法中有如姜梨饮，大梨和生姜捣汁，配童便重汤顿服即可发汗。又如洋糖百解饮可治疗瘟疫并伤寒，阴症用白糖配葱汤，阳症配百沸汤，虚症配米汤，实症配陈皮汤，伤食配山楂汤，结胸配淡盐汤，蛔厥配乌梅花椒汤，即时汗出。

刘氏还通过焚烧、熏蒸、佩戴药物等方法来祛邪除秽，从生理和心理上防治疫病收效显著，宜忌和符咒法也各有特色。

5　学术思想体系之药物

刘奎用药多以芳香辟秽药物为主，卷之一《述古》中记载"治法于未病前，预饮芳香正气药则邪不能入，倘邪入，则以逐邪为要"。卷之五《避瘟方》中根据中药性味选择药物，无论内外治法，都以辛香服气类药物为主。"服气疗法"大多以芳香药物为引，以佩香、悬香、塞鼻、取嚏、烧熏等途径透达人体，体现闻气治病思想[33]。古人通过对养生及学术的深刻认识，认为可以通过闻嗅芳香药物或烟熏等手段感受药物的气息，调整阴阳，疏通经络，达到预防养生的目的。芳香类药物多辛香发散，性偏温燥，有化湿醒脾、杀虫开窍、辟秽化浊等作用。《松峰说疫》中116味避瘟药物，多选用温热芳香之品，其中温热药92味、凉性药24味、芳香药26味。使用较多的有苍术、雄黄、赤小豆、鬼箭羽、乌头、羚羊角、川椒等[34]。其中，除了赤小豆性平、乌头性热、羚羊角和鬼箭羽性寒，其余药材多为辛温药。

有些药物产自荒远的乡村，其功用补本草之未备。大部分药材产自山东，《山东省验方汇编》中记录用紫草、甘草、广木香加水煎浓汁内服，或用白茅根、绿豆、黑豆、红小豆水煎常服以预防疫病等[35]，也受了刘奎思想的影响。在战乱、自然灾害的背景下，民不聊生，刘奎预防疫病所用药物大都为身边常见，易取易得之物，简便快捷，就地取材，药物疗效明显，如用浮萍代麻黄，用于发汗解表；用绿豆、井水、白糖来清热解毒、生津除烦，适于当地百姓取用。

第三部分 《松峰说疫》预防思想对现代学术的启示

20 世纪 70 年代以来，科学技术的飞速发展，西医学也经历着前所未有的改变，新的抗感染药物和技术手段不断出现，抗生素的效果也差强人意。但致病微生物在不断变异，新的致病微生物不断产生。如果只紧紧盯着致病微生物会非常被动，也会浪费大量的人力物力，治疗的脚步总会落后于疾病的发展。和西医学的"以夷制夷"不同，中医学"以不变应万变"，在面对未知疾病时，显示出更多的灵活性和强大的生命力。

1 运气学说的应用对中医药预防疫病的启示

1.1 应用运气学说预测疫病

"天人合一"的整体观是中医学最基本的指导思想，当人与自然的和谐关系被破坏，个体适应不了自然的变化时就会产生疾病。刘奎继承和发展了古代医家的学术思想，认为患疫病因是"合天地人之毒气而瘟疫成焉"，主张以《黄帝内经》运气学说为基础灵活预防疫病。在疫气来时，通过天、地、人三者合参，把握疫病发生发展规律，参以望闻问切，辅以运气理论，预测疫情发生的可能性和变化趋势，对现在疫病的预防有一定参考性。

顾植山教授运用五运六气理论对现代疫病的多次预测：

2003 年 SARS 疫情肆虐，顾植山教授根据五运六气理论提出"从 2000 年气象的'刚柔失守'可以清晰地预见到 2002—2003 年要发生大的呼吸系统的疫病"[36]，并预测疫情会在 5 月下旬消退，并且不会再卷土重来。结合刘奎运气说与当地的自然气候特点分析，下半年与春季气温相近的五之气时段主、客气都是阳明燥金，不具有外寒湿内郁火的运气致疫条件。而年末，六之气的主客气都为太阳寒水，气温较低，而单纯的寒水也不会导致 SARS 的再次蔓延。而2004 年为甲申年，湿土主岁，上少阳相火司天，一之气少阴君火加临，符合疫病滋生条件，但大规模流行的可能性很小。从 2003 年的SARS，到 2005 年的禽流感、2009 年的手足口病、2013 年的 H7N9，顾植山对以上疫病疫情的多次预测均已应验。

由于异常的气候变化，2010 年春的气候条件不利于甲流的流行，结合五运六气推算方法，二之气主气少阴君火[37]，客气太阴湿土，人体脾胃功能较好，抵抗力增强，外邪不易入侵，预测甲流在上半年会平息。2013 年为癸巳年，气化以气取胜，以木化为主，火运不及则全年气候偏于寒凉[38]，下半年少阳相火在泉则偏温热，预测全年易患心、肝、肾等脏器的疾病，对预防指导临床有一定意义。同时也说明疫病在一定程度上是有预测性的，五运六气学说对疫病的预测有一定的准确率，可见运气学说在疫病预测预警中的价值与意义。

1.2 应用运气学说选用防治药物

应用运气学说在一定程度上可以提前预测疫病的发生，而对于已经发生的疫病，在一定的气候条件及环境下应用五运六气理论选用药物也可起到防治的作用。乙脑多发于夏末秋初，属于"暑温"范畴，因发病季节多食寒凉，内伤脾胃，外耗卫气，导致抵抗力降低，病邪趁虚而入。致病原除了病毒感染，个体抵抗力的强弱也是一个重要的影响因素。刘奎非常重视护固正气以预防疫病，并认为疫病的发生发展同自然气候、地理环境和运气的变化有一定的联系，而蒲辅周老先生对乙脑的防治也多受季节、气候环境的影响。

20 世纪 50 年代，全国各地均有乙脑流行。1954 年，河北石家庄发洪水，洪水过后发生了脑膜炎大流行，当地卫生局成立以郭可明为首的乙脑科研治疗小组，因自然气候偏热，所发之脑炎多为暑热，经研究确立了"清热、养阴、解毒"的原则，以白虎汤和清瘟败毒饮为主方，重用石膏。治愈率较高，收效显著。1955 年，北京暴发乙脑，运用郭可明制定的方案效果欠佳，此时蒲辅周老先生提出，这一年北京多雨湿，所发之脑炎属暑热偏湿，且热势缠绵，改用通阳利湿之法，提出用苍术白虎汤[39]，疗效迅速提高，治疗 13 例中无一例死亡，治愈率达 95% 以上。结合《松峰说疫·卷之六》中的运气学说分析，1954 为甲午年，少阴君火司天，阳明燥金在泉，中运为土太过，燥热过盛，土运太过，往往夹湿。到 1956 年，丙申年，太阴湿土司天，太阳寒水在泉，木运不足，岁运以寒水太过，气运以寒湿为主，发病者多为暑病偏湿，用之果效。

根据气候变化结合运气说防治麻疹，大寒至春分时，冬令寒水之气尚未去尽，气候多变易于受寒，多加葱白、升麻、牛蒡子等药；夏至前后，三焦火甚，多加生地、犀角；立秋至立冬，为燥金司令，主加辛平之药。组方用药灵活应用可以避疫。所以在疫气来时，要综合气候变化、地理环境、老幼虚实等情况，研究人体同自然气候发病的关系，将预防方式方法、避瘟方药的应用与当地气候条件、自然环境密切联系起来，探讨和发扬中医学的预防思想和治疗规律。

2 外治法的应用对中医药预防疫病的启示

2.1 佩戴法在中医药预防疫病中的应用

佩戴法是指将芳香辟秽、通窍解表类中药制剂放于布袋中，佩戴于胸前、腰间、颈部、手臂等部位来预防疫病，现代多用来预防流感等上呼吸道感染性疾病，药效可以通过口鼻黏膜、肌肤毛窍、经络穴位经气血经脉循行而遍布全身[40]。《松峰说疫》避瘟方中 7 首方剂采用了佩戴法，多采用芳香类中药来防秽辟邪。现代研究验证了佩戴中药香囊对于降低幼儿人群及老年人上呼吸道感染的发病率及调节免疫、增强机体抵抗力有明显效果[41]。实验研究证实由艾叶、冰片、藿香、薄荷、佩兰等芳香药物做成的佩戴方挥发类成分对病毒、细菌等多种病原微生物都有抑制作用，118 例幼儿使用辟秽防感香囊效果的临床观察证实其对预防流感和普通感冒具有一定作用[42]。药物的芳香气味不仅可以发散在空气中辟邪祛毒，其挥发油经过口鼻的吸闻进入人体还能激发人体阳气，鼓舞正气，提神醒脑以抵御外邪。或者将香囊佩戴于膻中穴，通过对穴位的刺激纠正调节脏腑阴阳的偏盛偏衰[43]。芳香佩戴法安全高效，价格、携带、制作简便，且对疫病起到一定防治作用。虽然现今有部分人佩戴香袋，或是将香袋悬挂于室内矫臭矫味，但还没有上升到药物辟疫的层面，没有大规模的生产和实行，还需进一步发展探讨。

2.2　熏烧法在中医药预防疫病中的应用

熏烧法指将药物焚烧取烟来祛邪辟秽的外用方法。《松峰说疫》避瘟方 15 首熏烧剂中，艾叶、苍术、雄黄的使用频次最高，药物燃烧时产生的烟雾可以用来防病辟邪，这种防疫的做法一直延续至今。如艾条、苍术等药物制成的中药消毒剂防疫效果良好，且毒副作用小、气味芳香，正逐渐应用于部分医院病房消毒。芳香类药物大多可以辟秽、化湿、开窍、杀虫，通过熏烧散发的烟雾可以杀菌，是一种作用范围广、起效快的空气消毒剂。

现代研究证明熏烧艾叶的烟雾对多种致病菌、病毒、真菌都有抑制作用，药理实验研究分析说明熏烧艾叶、苍术的烟雾通过可以抑制腮腺炎病毒并速效杀灭流感病毒[44]。民间有用艾叶、苍术、香薷烧烟来防止婴幼儿感冒、痢疾泄泻的验例。现代应用开发中药材的烟叶也是烟熏的体现，如将枇杷叶、梧桐叶、紫苏叶配置为烟丝，既具有药性和疗效，又可以产生香烟特有的烟叶味道。民间通过焚烧烟熏卷好的红枣、茵陈、大黄细末来防疫。

2.3 其他外治法在中医药预防疫病中的应用

刘奎应将芳香植物的汁液或香油涂抹于鼻腔，阻挡邪气进入口鼻，免于感染时疫，多用牙皂、雄黄、细辛、苍术等药物。现今将牙皂、雄黄、枯矾、贯众、苍术等十八味药同甘油或植物油混合成1∶4的雷击散油剂，每日涂抹于鼻腔外道，连续5次，临床观察4000多名易感儿童，接受治疗后仅有600余人患了麻疹，其余得到免疫，验证了药物涂鼻滴鼻法可以预防小儿麻疹[45]。观察148名车间工人90天，以苍术、雄黄细末以2∶1的比例同熟清油混合涂鼻来预防感冒，发病率为25%[46]。刘奎避瘟药物的使用方式种类多，包括内服汤剂、酊剂、散剂和外用滴鼻纳鼻、嗅鼻取嚏等。现代研究借鉴其避瘟方药的使用方式加以发展，对于防疫的剂型应用灵活，巧妙转变内服、外治的应用方法，如将预防流感的中药汤剂浓缩制成冰香散滴鼻剂来调节淋巴细胞水平，防治流感，改变剂型之后使用方便且能够随时给药，同时能增加药物的吸收速度。药物通过鼻腔内的毛细血管吸收之后直接进入人体，通过血液循环，不经过静脉直达肝脏，可以避免服用大量汤剂[47]。或将苍术、草果、薄荷、藿香、丁香等芳香辟秽类药物加入冰片制成的苍果喷雾剂，通过咽部黏膜给药来增强机体抵御外邪的功能，抑制病毒的入侵，起到预防呼吸道病毒感染的作用[48]。刘奎预防思想中强调截断病源，避免感染，可以通过佩戴口罩来过滤进入口鼻的空气，阻挡有害气体、飞沫等侵入人体。现今这种方法有了进一步发展，将口罩浸泡在金银花、甘草、射干等药物中分析其药物性口罩过滤液，研究证实其对于流感病毒的复制与感染都有较好的抑制作用[49]。

3 运用《松峰说疫》预防思想防治常见传染病的经验启示

3.1 辨治预防 SARS 型肺炎的启示

SARS 为一种传染性极强并可延及多个系统的呼吸道传染性疾病，属于"温疫"的范畴，起病急，传染性强，临床上以发热、头痛、咳嗽气喘、心悸、肌肉酸痛、全身乏力、呼吸衰竭等为主要表现，具有发病急、传变快、病情重、流行广等特点[50]，严重威胁到人类的健康和生命安全。

导致 SARS 的病因为感受了疫毒时邪，病位在肺，病变部位涉及脾胃，按照《松峰说疫》中的发病学观点，初起时疫毒时邪自口鼻而入，邪郁肺卫，肺气失宣，此时要以祛邪为第一要义，如书中所说"则千里皆病。故症虽多，但去其火热之气，而少加祛邪逐秽之品，未有不可奏效者也"。在发病初期，要重用清热解毒之法，若表邪不解，热毒壅盛于肺，肺气不宣，宣降失职，则痰湿内生，气机不畅，血行不利而成瘀。

从 SARS 的发生传变来看，外因是疫邪的侵袭，而机体的抵抗力差是发病的内在因素。根据刘奎的学术思想，强调在 SARS 的预防上要加强扶正，正气在抵御疫邪侵入或邪正斗争过程中都发挥着重要作用，即正气足则邪自退。通过培固正气，增强体质，加强锻炼，调理饮食、起居，调摄精神、药物等措施来增强机体的免疫能力。其次要注意祛邪，规避疫戾邪毒，防止被传染。

中医预防 SARS 要注意调摄精神，恬淡虚无。人的精神外在表现可以体现出脏腑功能的状态，可以由此判断出抵抗力的强弱和精气的盛衰。面对疫病的流行，首先要保持一个稳定良好的心态，养定精神，同时对疫邪谨慎防范，适当增加体育锻炼，调节饮食起居，保证睡眠充足，则五脏气机和畅，气血通利。如果太过情绪化，对待疫病十分恐惧悲观，则容易导致气机郁滞，营卫失调，脏腑功能失常，免疫系统失去协调性，反而更容易患病。

借鉴刘奎避瘟方中的熏烧法，可以点燃一些芳香辟秽化浊的药物，通过焚烧取其气味和烟雾，消灭公众场所或居住环境的致病因子。如焚烧艾蒿、苍术、丁香、紫苏叶等药物。利用药物燃烧出烟，杀菌抑菌，净化空气。公共场所、人群聚集处尽可能开窗通风换气，对日常人群接触较多的桌椅、墙面、电梯、门把手、餐饮用具等定期消毒，勤晒洗衣被等。

平时需要提高自身免疫能力，正所谓"正气存内，邪不可干"，结合现今注重体质与自然社会的关系，预防疫病要根据不同体质辨证用药，阳虚补阳，阴虚滋阴，气血虚则补气养血，顺应四时的变化，调理阴阳偏盛偏衰，保持内外环境的协调一致。如防治疫病要注重培固正气，增强体质，日常生活中也要注意营养搭配，合理膳食。从人的消化功能也能判断出免疫力的强弱，若食量正常，睡眠、二便规律，机体新陈代谢正常，就不能过食滋养补品，以免阻滞气机。因此预防 SARA 需要保持内环境的和谐，保护脾胃及微生态的平衡，提高免疫能力。

中药的预防针对疫病流行的不同时间、地点、气候变化都有所不同，每个人体质也不尽相同，需要差别用药，体虚者需要扶助正气，益卫固表，以提高机体抗病能力，抵御外邪，脾虚湿滞者宜化湿健脾、行气导滞宜调理气机。受疫邪影响较轻的地区用药种类宜少而精，用量轻避免伤正，处方中可以酌加宣降肺气或益气养阴的药物。

3.2 辨治预防人禽流感的启示

人禽流感是由禽流感病毒引起的人类疾病。该病致病力强、传变快、病情较重，归纳其致病疫邪属"火毒"，自口鼻而入，患者发病初期表现为流感样症状。卷之一《述古》中提到"时疫感之，必先入胃""湿热时毒感于口鼻，传入阳明""口鼻所入之邪，必先注中焦"等传变思想，禽流感的初期阶段也会有一些胃气失和的症状特点，如恶心、呕吐、腹泻。

禽流感病毒首先侵袭肺卫，使肺失宣降，出现发热、咳嗽、头身疼痛、咽喉疼痛、流涕等症状，疫戾邪气伤肺使肺气上逆出现呼吸气促困难，肺胃如本身有热，又复感了疫戾之邪，可导致双眼白睛赤肿，眵泪黏稠[51]。疫邪从口传入胃或从肺传入大肠会出现自汗、喘急、烦闷、渴甚、胸痞、下利、谵语等症状。

中医预防首先要养成良好的个人卫生和生活习惯，法于阴阳，和于术数，适量运动，饮食有节，起居有常，慎劳逸，调畅情志，保持健康心态。如刘奎学术思想体系方法论中提到的截断病源，避免感染，日常生活中应合理加工烹饪食物，尽量避免直接接触活禽类或其粪便，尤其是病（死）禽，若曾接触，须尽快用肥皂及水洗手。室内保持空气流通，可在熏蒸食醋，一次熏蒸两小时，隔日一次。也可用于艾叶、菖蒲等烟熏人群聚集的场所，熏30分钟后通风，进行空气消毒。

药物预防根据《松峰说疫》应用了中药漱口、中药香囊、艾灸等。

漱口方：

藿香6g　卤地菊15g　桔梗6g　甘草3g

功效：清热化湿、利咽解毒

适用人群：经常外出者，每日1剂，清水煎约300ml，用于频频漱口。

中药香囊：

藿香、艾叶、山奈、苍术等各等量，粉碎制成香囊。

功效：芳香辟秽解毒。

用法：每人1个（3.5～5克/个），挂前胸佩戴，并每天置于鼻前闻香2～3次，每次3分钟，晚上睡觉时放置枕边。每周更换一次。

艾灸足三里、神阙、气海等穴位，每日灸1次。按摩迎香穴。

3.3　辨治预防 H1N1 流感的启示

H1N1 流感为急性呼吸道传染病，其病原体是一种新型的 H1N1 流感病毒，在人群中传播，属于"风温""春温"的范畴。主要发病于温暖多风的春天或应寒反温的冬天，气候变化无常，忽冷忽热。接触患者的呼吸道分泌物、体液和被病毒污染的物品亦可能感染，人群普遍易感，病因多为"伏寒化温"。《松峰说疫·卷之一》中提到"冬不藏精，春必病温"，明确了疫病的发生与机体阴精亏损，失于封藏相关。

中医预防应注意根据气温的变化增减衣物，调理饮食起居，作息规律，多运动，保持健康的心态，调畅气机。调理饮食，适量、适温，饮食清淡，少食肥甘厚腻，体虚者可食用一些药膳或保健方来增强体质。为预防流感，对人群密集的地方用中药制备的烟雾或气雾剂进行空气消毒，如烟熏枫木树球、苍术、雄黄15～30分钟，用艾叶、白芷、苍术、桎柳研末熏烧房间。又可通过内服汤剂、丸散，用中药沐浴等治法预疫。受刘奎学术思想的影响和口服、佩戴、烟熏避瘟等方法的启发，钱丹等[52]研究出的防感香佩包预防小儿上呼吸道反复感染效果较好；徐芝兰[53]等研究出的抗感通鼻香囊（薄荷、黄芩、冰片、黄芪、石菖蒲、辛夷等），运用辛温化湿、芳香走窜、上达通窍的药物，采取外治法防治流感，也起到不俗的效果。

外用：

中药滴鼻法：鹅不食草煎水过滤后滴鼻。大蒜10%浸出液滴鼻。

中药涂鼻法：用雄黄、苍术研末，香油调和涂抹于鼻孔内；菊花、荆芥研末与冰片水调和涂于鼻孔内。

中药喷喉法：用食醋蒸馏液制成喷雾剂。

佩戴法：将藿香100g、苍术100g、白芷100g、草果100g、菖蒲100g、艾叶100g、贯众100g、冰片50g、重楼50g共研末，制成香囊佩戴于胸前，作为大众预防方。也可制成喷雾剂，用于公共场所或室内空气消毒。

结　语

《松峰说疫》一书有关学术思想如下。

1. 学术思想历史悠久

形成于先秦两汉时期，又经历了两晋隋唐、宋金元、明清等几个时期的充实、发展才逐渐完善。刘奎生活于疫病学蓬勃发展的时代，受历代医家和当时环境的影响，总结并提出了疫病的预防思想，与当时的各家思想交相辉映，共同促进了疫病学的发展，丰富了疫病学理论体系。

2. 刘奎学术思想渗透在理法方药中

重新解释瘟疫的定义，首创疫病三说，提出了疠气自口鼻入的发病学观点，倡创了瘟疫统治八法、瘟疫六经治法，并强调防疫应重视运气理论，结合避瘟方、除瘟方的使用方法来预防疫病。刘奎在历代医家思想和学术的影响下，从认识疫病的发病环境、病因病机、治则治法，其中既有继承，又有创新。

3. 刘奎学术思想在当代中医临床中被运用

刘奎作为清代著名温病学家，其学术思想和用药特点为当代人预防疫病提供了许多思路和启示，其中五运六气理论及熏烧、佩戴、涂抹、滴鼻纳鼻等外治法的灵活运用为现代急性传染病预防、治疗提供借鉴，临床效果显著。

在社会高速发展的今天，致病微生物也在不断变异，以中医理论做指导，结合人与自然相统一的整体观和五运六气理论，把握好疫病的发生发展规律，积极探讨各种可能的预防方式则显得尤为重要与迫切。书中囿于当时某些思想认识的局限，亦包括一些似于迷信色彩的认识。但大部分的预防思想和具体措施是比较客观公正的，我们在传承其预防思想的同时，应取其精华，去其糟粕。

参考文献

［1］李经纬，邓铁涛，欧明，等．中医大辞典［M］．北京：人民卫生出版社，1982：604－605.

［2］袁钟，图娅，彭泽邦，等．中医辞海［M］．北京：中国医药科技出版社，1999：1282－1283.

［3］刘奎．松峰说疫［M］．北京．学苑出版社，2003：125－281.

［4］黄寿祺，张善文．周易译注［M］．上海：上海古籍出版社，2004：479－481.

［5］史礼心，李军注．山海经［M］．北京：华夏出版社，2005：80－134.

［6］班固．汉书［M］．北京：中华书局，2007：1421－1432.

［7］范晔．后汉书［M］．北京：中华书局，1965：2537.

［8］龚胜生．中国疫灾的时空分布变迁规律［J］．地理学报，2003（06）：870－878.

［9］葛洪．肘后备急方［M］．北京：北京科学技术出版社，2016：28－228.

［10］房玄龄．晋书一册［M］．北京：中华书局，1974：134.

［11］张剑光．三千年疫情［M］．南昌：江西高校出版社，1998：17－18.

［12］巢元方．诸病源候论［M］．北京：北京科学技术出版社，2016：118－120.

［13］宇妥·元丹贡布等．四部医典［M］．北京：人民卫生

出版社，1983：465－468.

[14] 孙思邈. 千金方 [M]. 北京：中国中医药出版社，1998：163－168.

[15] 沈括. 苏沈良方 [M]. 上海：上海科学技术出版社，2005：15.

[16] 阿桂. 皇清开国方略 [Z]. 文渊阁四库全书影印本，台北：商务印书馆，1986：30.

[17] 李时珍. 本草纲目 [M]. 北京：人民卫生出版社，1982：733－2292.

[18] 陈世铎. 石室秘录 [M]. 北京：中国中医药出版社，1991：259－282.

[19] 张景岳. 景岳全书 [M]. 山西：山西科学技术出版社，2006：140－150.

[20] 山东中医学院，河北医学院. 黄帝内经素问校释（下册）[M]. 北京：人民卫生出版社，2009：1066－1092.

[21] 姚伟，赵向东，王晓栋，等. 试论晋唐、明清时期瘟疫预防外用方药的同异 [J]. 中医杂志，2013，54 (12)：1067－1070.

[22] 王利锋，苏颖.《黄帝内经》君相二火与温疫的关系 [J]. 吉林中医药，2014，34 (04)：339－341.

[23] 董文军，王秀莲. "天牝从来，复得其往" 理论指导下的瘟疫预防研究 [J]. 长春中医药大学学报，2012，28 (2)：193－195.

[24] 姜春华. 扭转截断重祛邪 先证而治勿因循 [J]. 中国社区医师，2003 (11)：21.

[25] 刘涛. 王灿晖教授论传染性非典型肺炎的病变规律和防治要点 [J]. 江苏中医药，2003 (06)：5－7.

［26］岳冬辉，苏颖.《内经》疫病防治理论浅析［J］. 陕西中医，2010，31（07）：933－934.

［27］姚伟，王恩成，王晓栋，等. 养生摄身法预防疫病历代文献研究［J］. 山西中医，2015，31（04）：42－44.

［28］赵宇.《松峰说疫》评介［J］. 中华中医药学刊，2007（04）：796－797.

［29］林霞，刘峰. 干燥温度对中药丸剂溶散时限的影响探讨［J］. 云南中医中药杂志，2014，35（10）：113.

［30］姚伟. 晋唐和明清时期瘟疫预防方药及方法的整理研究［D］. 成都中医药大学，2009.

［31］张思超. 脑肠相通病机研究［D］. 山东中医药大学，2002.

［32］张跃菅.“扶正达邪、内外并治”治疗进行期血热证寻常型银屑病临床观察［D］. 成都中医药大学，2011.

［33］尚青，张思超. 中医服气疗法探讨［J］. 山东中医杂志，2016，35（12）：1024.

［34］高杰东，邱模炎，杨国华，等.《松峰说疫》避瘟方分析［J］. 中国民族医药杂志，2003，（Z1）：31.

［35］山东省卫生厅. 山东省中医验方汇编［M］. 济南：山东人民出版社，1989：3－8.

［36］顾植山. 疫病钩沉［M］. 中国医药科技出版社，2003.

［37］梁谊深. 从五运六气学说看“甲流”的中医药预防［J］. 河南中医，2010，30（06）：568－569.

［38］王林群，巴元明. 从五运六气角度预测2013年发病规律［J］. 湖北中医杂志，2013，35（04）：34－35.

[39] 朱世增. 蒲辅周论温病 [M]. 上海：上海中医药大学出版社，2009. 113-119.

[40] 李立，赵静，姜帆，等. 流行性感冒中医药预防方法概况 [J]. 中国中医基础医学杂志，2015，21（08）：1055-1058.

[41] 沈微，金珍珍，陈华. 香佩疗法预防幼儿上呼吸道感染调查研究 [J]. 中医儿科杂志，2010，6（03）：17-18.

[42] 刘龙，岳小强，王丽娜，等. 辟秽防感香囊预防流行性感冒的疗效及其免疫调节机制 [J]. 中西医结合学报，2010，8（10）：949-954.

[43] 陈华，贺贤丽，王进军. 中药香囊预防感冒临床作用研究进展 [J]. 中国民族民间医药，2013，22（04）：45-46.

[44] 梅全喜，徐景远. 艾叶烟熏的化学成分及药理作用研究进展 [N]. 中国中医药报，2003-08-06.

[45] 郑景祥. 雷击散油剂滴鼻预防麻疹 [J]. 福建中医药，1960（02）：26.

[46] 苍术雄黄涂鼻油膏预防感冒现场试验简结 [J]. 天津医药，1974（09）：477.

[47] 余琴，李楚婷，王黎云，等. 预防流感滴鼻剂的制备 [J]. 中国医药指南，2011，9（18）：228-229.

[48] 钟燕春，杨进，龚婕宁，等. 苍果喷雾剂预防流感病毒感染162例 [J]. 中国实验方剂学杂志，2012，18（10）：287-289.

[49] 江波，李利丹，张淋淋，等. 中药药物性口罩的制备及其对流感病毒H1N1的抑制作用 [J]. 上海中医药大学学报，2017，31（01）：82-86.

[50] 张思超. 温病理论与病毒性疾病防治 [M]. 济南：山东科学技术出版社，2017. 114-175.

［51］王文远．古代中国防疫思想与方法及其现代应用研究
［D］．南京中医药大学，2011.

［52］钱丹，黄向红，李伟明．防感香佩包预防小儿反复上
呼吸道感染临床观察及药理分析［J］．新中医，2014，46
（07）：120－122.

［53］徐芝兰，郭晟．抗感通鼻香囊在预防 H7N9 禽流感中
的应用［J］．中医外治杂志，2013，22（06）：21.